DRES. MED. DAGMAR & ULRICH HOFMANN

ERSTE HILFE – KINDER SCHNELL UND RICHTIG BEHANDELN

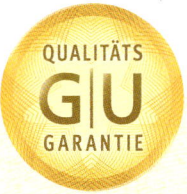

W0172630

DIE GU-QUALITÄTSGARANTIE

Wir möchten Ihnen mit den Informationen und Anregungen in diesem Buch das Leben erleichtern und Sie inspirieren, Neues auszuprobieren. Bei jedem unserer Produkte achten wir auf Aktualität und stellen höchste Ansprüche an Inhalt, Optik und Ausstattung.
Alle Informationen werden von unseren Autoren und unserer Fachredaktion sorgfältig ausgewählt und mehrfach geprüft. Deshalb bieten wir Ihnen eine 100 %ige Qualitätsgarantie.

Darauf können Sie sich verlassen:
Wir bieten Ihnen alle wichtigen Informationen sowie praktischen Rat – damit können Sie dafür sorgen, dass Ihre Kinder glücklich und gesund aufwachsen. Wir garantieren, dass:
• alle Übungen und Anleitungen in der Praxis geprüft und
• unsere Autoren echte Experten mit langjähriger Erfahrung sind.

Wir möchten für Sie immer besser werden:
Sollten wir mit diesem Buch Ihre Erwartungen nicht erfüllen, lassen Sie es uns bitte wissen! Wir tauschen Ihr Buch jederzeit gegen ein gleichwertiges zum gleichen oder ähnlichen Thema um. Nehmen Sie einfach Kontakt zu unserem Leserservice auf. Die Kontaktdaten unseres Leserservice finden Sie am Ende dieses Buches.

GRÄFE UND UNZER VERLAG. *Der erste Ratgeberverlag – seit 1722.*

THEORIE

PRAXIS

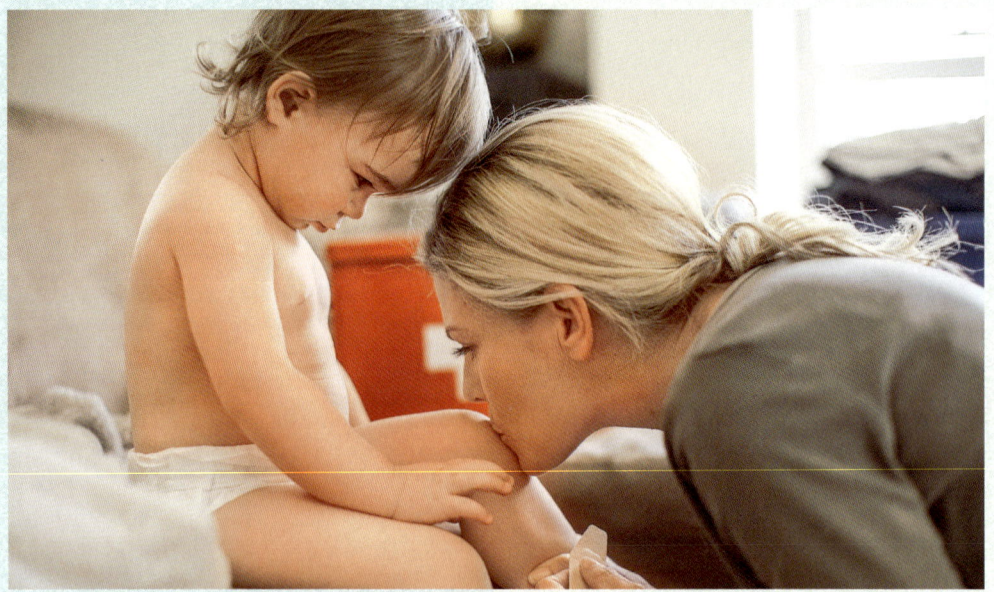

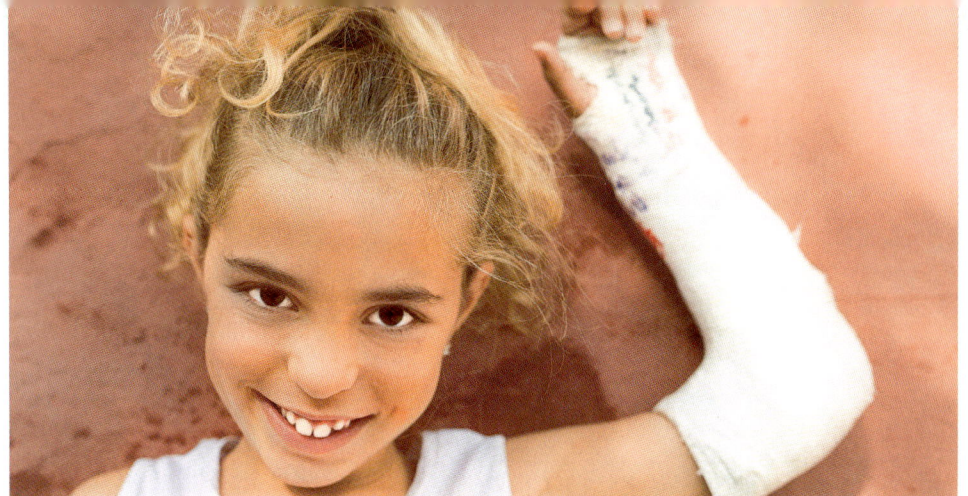

SOFORTMASSNAHMEN, DIE LEBEN RETTEN

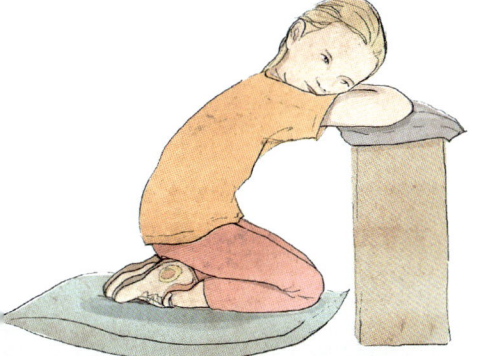

SERVICE

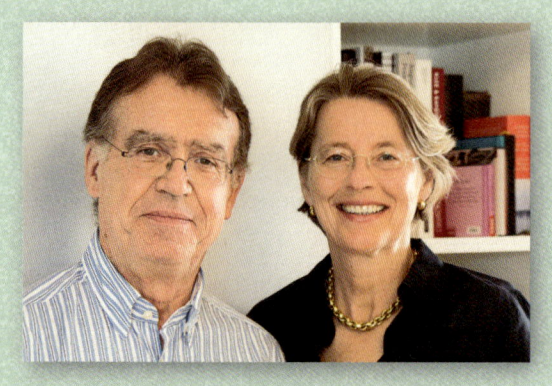

DRES. MED. ULRICH & DAGMAR HOFMANN

»Erste Hilfe am Kind liegt uns schon seit vielen Jahren besonders am Herzen, weil besonnenes Handeln im Notfall die Grundvoraussetzung ist, um Schaden von unseren Kindern abzuwenden.«

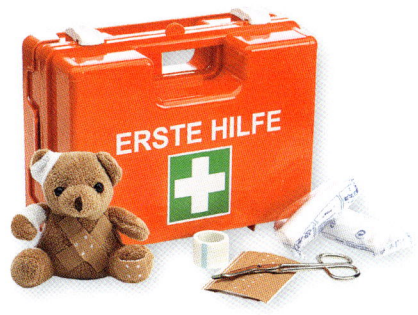

EIN WORT ZUVOR

Jede Notfallsituation bei Kindern ist eine außergewöhnliche Belastung: Man möchte helfen, aber auch nichts falsch machen. Aus dieser Angst bringen viele ihr Kind so schnell wie möglich ins Krankenhaus, statt selbst zu handeln. So geht leider kostbare Zeit verloren: Verspätete Hilfe ist die Hauptursache für schwere Folgeschäden. Erste-Hilfe-Maßnahmen beim Kind sind nicht schwer zu erlernen. Sie können sie im Notfall ohne viele Hilfsmittel rasch durchführen. Am wichtigsten ist, dass Sie im entscheidenden Moment Ruhe bewahren und mit gesundem Menschenverstand handeln. Deshalb ist es wichtig, dass Sie sich bereits vorher mit den wichtigsten Grundlagen der Notfallbehandlung bei Kindern beschäftigt haben: Notfälle im Kindesalter haben häufig andere Ursachen als Unfälle bei Erwachsenen. Auch die Behandlung des Kindes muss seinem Alter angepasst sein.

In diesem Buch können Sie zum einen Ihr Wissen über das richtige Verhalten im Notfall auffrischen und so einmal Erlerntes auch nach längerer Zeit sicher und effektiv anwenden. Darüber hinaus bietet Ihnen das Buch auch im »Ernstfall« Hilfe: Sie können bei einem Notfall schnell nachschlagen und sicher und richtig handeln.

Sie finden außerdem viele wertvolle Hintergrundinformationen, die zum Verständnis beitragen und damit das Handeln erleichtern. Aktuelle Änderungen in der Herz-Lungen-Wiederbelebung sind ebenso berücksichtigt wie neueste Handlungsempfehlungen bei verschiedenen Krankheitsbildern.

Das Buch hilft Ihnen, bei kleinen und großen Notfällen im Kinderalltag nicht den Kopf zu verlieren und schnell, sicher und richtig zu handeln – zum Wohle Ihres Kindes.

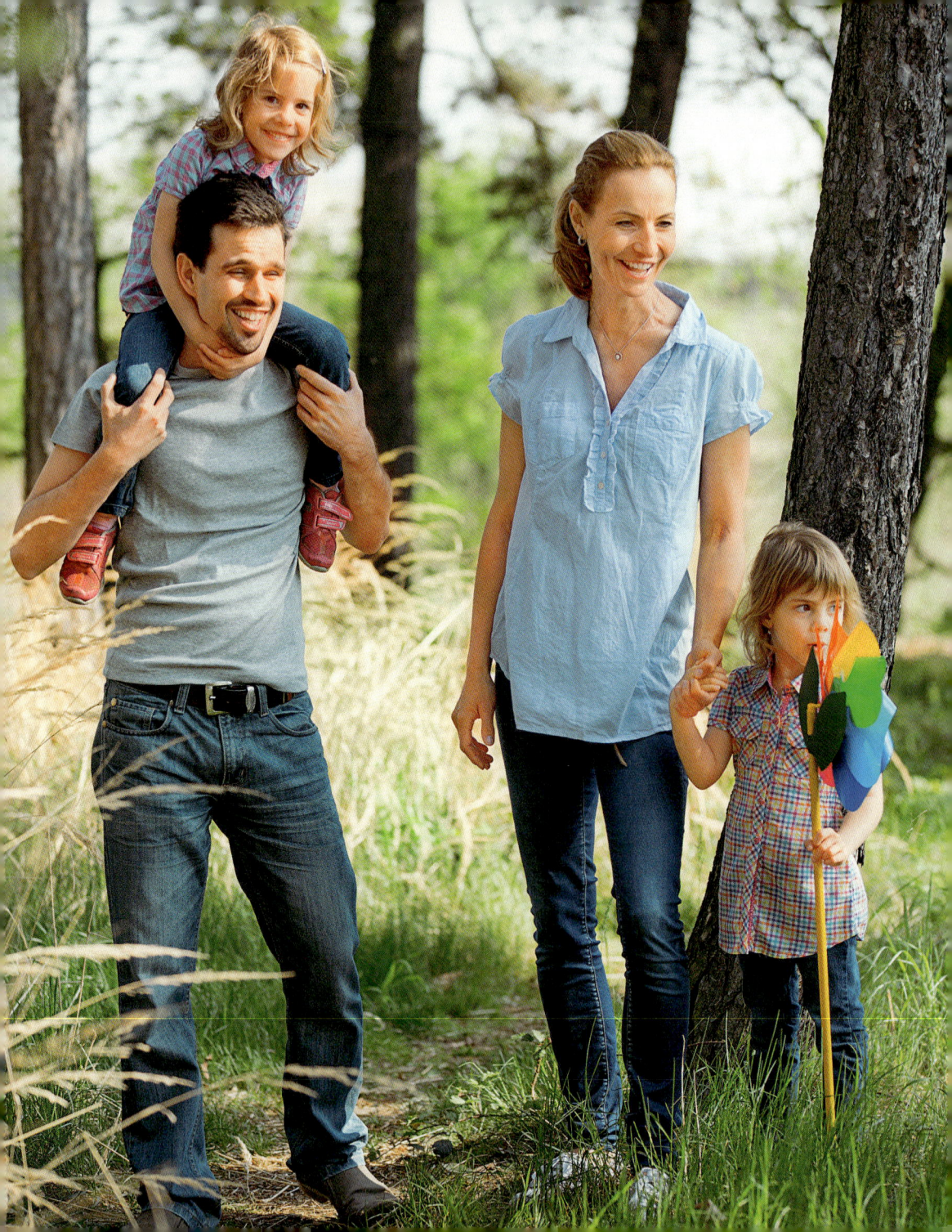

WAS ALLE ELTERN WISSEN SOLLTEN

HIER FINDEN SIE INFORMATIONEN DAZU, WELCHE SYMPTOME ALARMSIGNALE DES KLEINEN KÖRPERS SEIN KÖNNEN. SIE ERFAHREN, WELCHE MASSNAHMEN SIE BEI NOTFÄLLEN DURCHFÜHREN SOLLTEN UND WIE SIE FÜR KLEINERE PANNEN, ABER AUCH FÜR ERNSTHAFTE ZWISCHENFÄLLE OPTIMAL GERÜSTET SIND.

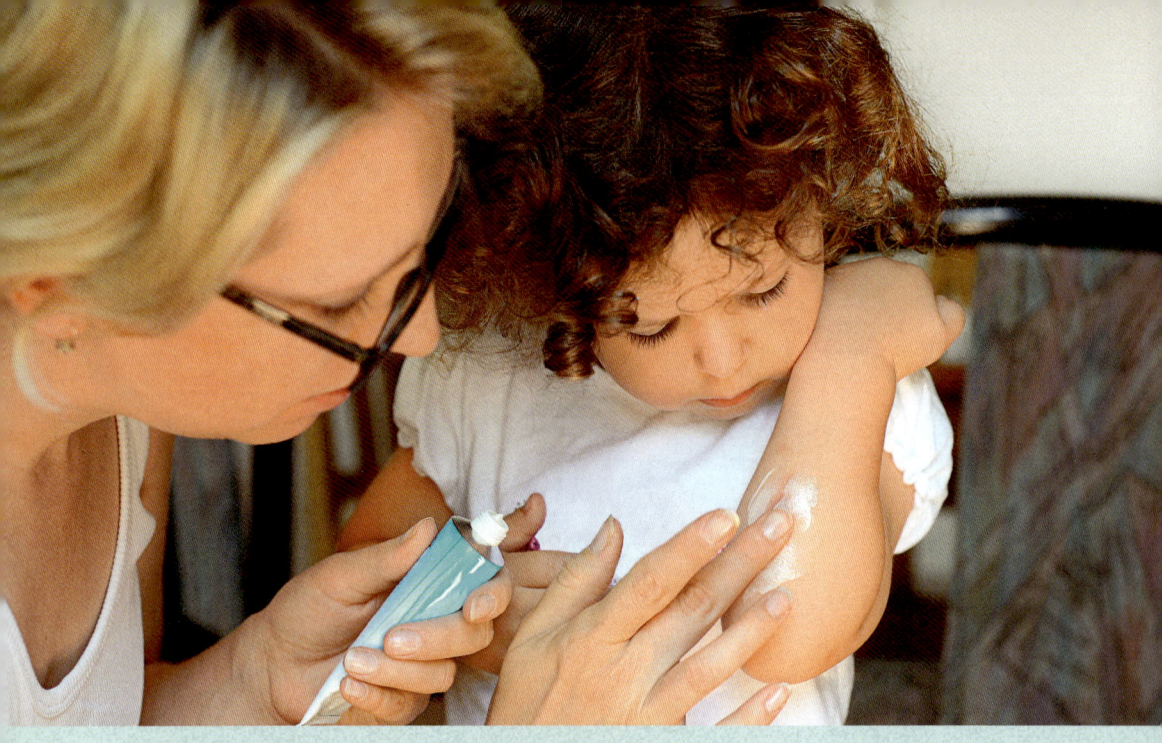

DAS BESTE HOFFEN –
AN ALLES DENKEN

Ob ein harmloser Unfall beim Spielen oder ein Atemwegsinfekt: Kinder sind körperlich anfälliger als wir Großen. Natürlich hoffen Sie als Eltern, dass Ihrem Kind nie etwas Schlimmes zustößt. Aber Sie sollten auf Situationen vorbereitet sein, in denen schnelles, richtiges Handeln Ihrem Kind Schmerzen erspart oder das Leben rettet.

Sie als Eltern sollten über anwendungsbereites Wissen aus einem Kurs für Erste Hilfe an Kindern verfügen (Adressen ▸ siehe Umschlagklappe). Dieses Buch kann einen Kurs nicht ersetzen, da viele Handlungsabläufe – vor allem für lebensbedrohliche Situationen – nicht nur verstanden, sondern auch praktisch geübt werden müssen. Aber es kann Ihnen helfen, diese Kenntnisse von Zeit zu Zeit aufzufrischen – und im Notfall einen kühlen Kopf zu bewahren und vorhandenes Wissen richtig umzusetzen.

Gut vorbereitet: Die Hausapotheke

Eine wichtige Rolle bei der raschen Versorgung kleinerer und größerer Wunden spielt eine gut bestückte Hausapotheke. In vielen Familien hapert es jedoch an der Ausstattung. Die meisten Hausapotheken enthalten häufig lediglich Reste verschiedener Medikamente, einige Pflasterstreifen und ein Fieberthermometer. Verbandszeug, wie man es für die Erstversorgung einer stärker blutenden Wunde benötigt, befindet sich meist nur im Autoverbandskasten – und der ist häufig nicht schnell genug greifbar, wenn sich ein Kind in Haus oder Garten verletzt.

Die Grundausstattung

Damit Sie für alle Eventualitäten gerüstet sind, besorgen Sie sich am besten einen Autoverbandskasten und bringen ihn in der Hausapotheke unter. Außerdem sollte eine gut ausgestattete Hausapotheke elastische Binden, eine Desinfektionslösung und vier vorgefertigte Tücher für Umschläge enthalten. (Man kann diese einfach aus alten Betttüchern nähen, waschen, heiß bügeln und dann in einer Plastikfolie aufbewahren.) Mit dieser Ausrüstung sind Sie für alle kleineren und auch größeren Verletzungen Ihrer Kinder gerüstet.

Zusätzlich ist eine Pinzette zum Entfernen von Holzsplittern praktisch, auch die Zeckenzange oder Zeckenkarte und eine Taschenlampe zur Pupillenkontrolle nach Kopfverletzungen dürfen nicht fehlen. Da Kinder häufig unter Infekten leiden, sollten ein digitales Fieberthermometer und Fieberzäpfchen für die entsprechende Altersstufe vorhanden sein, ebenso abschwellende Nasentropfen und ein pflanzlicher Hustensaft. Ein Gel gegen Insektenstiche (Sie können auch eine aufgeschnittene frische Zwiebel verwenden) und eine Heil- und Wundsalbe sind ebenfalls hilfreich. Bedarfsmedikamente, die wegen Pseudokrupp oder Fieberkrämpfen verschrieben wurden, müssen selbstverständlich ebenfalls vorrätig sein. Ein Einmalklistier ist empfehlenswert, wenn Ihre Kinder häufig aufgrund von Verstopfungen Bauchschmerzen haben.

INFO

VORBEUGEN IST WICHTIG!

Es ist für Sie als Eltern wichtig, die Umgebung Ihrer Kinder möglichst von unnötigen Gefahren freizuhalten. Wie Sie Unfällen mit elektrischem Strom, giftigen Substanzen und Wasser vorbeugen können, lesen Sie bitte unter den entsprechenden Überschriften ab Seite 24 nach. Auch unsere Grafik in der vorderen Umschlagklappe gibt wichtige Hinweise zur Gestaltung einer kindersicheren Umgebung.

AUF EINEN BLICK: DIE HAUSAPOTHEKE

Im Alltag mit Kindern gibt es immer wieder kleinere Wunden, die verbunden werden müssen. Auch Fieber und Erkältung gehören einfach dazu. Da ist es gut, im Notfall auf eine gut ausgestattete Hausapotheke zurückgreifen zu können.

VERBANDSMITTEL
- alles, was ein handelsüblicher Autoverbandskasten enthält
- Kinderpflaster in Streifen
- Pflaster in Bahnen
- nicht brennende Desinfektionslösung
- 3 elastische Binden
- 4 vorgefertigte Tücher für Umschläge
- 1 Pinzette

GERÄTE UND HILFSMITTEL FÜR KLEINE NOTFÄLLE
- 5 sterile Kanülen
- Zeckenzange oder Zeckenkarte
- Taschenlampe
- digitales Fieberthermometer
- Fieberzäpfchen für den Notfall (altersentsprechend)
- pflanzlicher Hustensaft
- abschwellende Nasentropfen
- Heil- und Wundsalbe
- Kühlgel gegen Insektenstiche, Sonnenbrand oder eine Allergie
- Einmalklistier
- Wärmflasche mit Überzug
- Hausmittel, etwa Material für Wickel

MEDIKAMENTE WEGEN BESTIMMTER ERKRANKUNGEN IN DER FAMILIE
- Medikamente, die wegen einer aktuellen Erkrankung vom Hausarzt verschrieben wurden
- Medikamente oder Materialien, die wegen einer bekannten Erkrankung (etwa einer Allergie) benötigt werden

WICHTIG

KINDERSICHER AUFBEWAHREN!
Die Hausapotheke sollte grundsätzlich an einem kindersicheren Ort aufbewahrt werden, der aber allen Erwachsenen im Haushalt bekannt ist. Überprüfen Sie regelmäßig, ob sämtliche Medikamente und Materialien noch vorrätig und haltbar sind!

Hilfe, ein Notfall!

Die wichtigste Voraussetzung für erfolgreiche Hilfe in einem Notfall ist, dass Sie nicht in Panik geraten, sondern Ihre Maßnahmen ruhig und sicher durchführen und dem verletzten Kind das beruhigende Gefühl geben, dass Sie die Situation unter Kontrolle haben.

Was ist ein Notfall?

Als Notfälle bezeichnet man aus medizinischer Sicht schwere Unfälle, lebensbedrohliche akute Erkrankungen oder Vergiftungen – also alle Situationen, in denen die lebensrettenden Sofortmaßnahmen ▶ **siehe ab Seite 79** eingesetzt werden müssen.
Bei jedem Notfall besteht die Gefahr, dass der Körper des Verunglückten nicht mehr ausreichend mit Sauerstoff versorgt wird. Eine oder mehrere lebenswichtige Funktionen – dazu zählen Bewusstsein, Kreislauf, Atmung und Organerhaltung – können von einer lebensbedrohlichen Störung betroffen sein. Wird eine solche Störung nicht rechtzeitig beseitigt, greift sie auf die anderen Systeme über, sodass schließlich mehrere lebenswichtige Funktionen beeinträchtigt sind oder sogar vollständig ausfallen. Diese Entwicklung können Sie mit dem Einsatz der lebensrettenden Sofortmaßnahmen verhindern. Die dazu nötigen Handgriffe sind zum Beispiel in einem Erste-Hilfe-Kurs leicht zu erlernen, laufen immer nach einem ganz bestimmten, festen Schema ab und können von einer einzigen Person ohne weitere Hilfsmittel durchgeführt werden.

WICHTIG

DIE AUFGABEN VON ERSTHELFERN

Wenn Sie als Erster an einem Unfallort eintreffen, ist es wichtig, dass Sie rasch Hilfsmaßnahmen einleiten. Gehen Sie nach folgendem Schema vor:

- Zunächst müssen alle etwaig noch vorhandenen Gefahren für das Kind und für die eigene Gesundheit beseitigt werden (zum Beispiel die Unfallstelle absichern oder jemanden aus einem brennenden Haus retten; achten Sie dabei unbedingt auf ausreichenden Selbstschutz!).
- Versuchen Sie, den Zustand des Kindes zu stabilisieren, indem Sie lebensrettende Sofort- und Erste-Hilfe-Maßnahmen anwenden.
- Erst dann holen Sie durch einen Notruf (112) möglichst schnell medizinisches Fachpersonal zu Hilfe, das Transport und Behandlung übernimmt.

Was ist zu tun, wenn ein Kind verletzt ist?

Wenn Sie als Ersthelfer mit einem verletzten oder kranken Kind konfrontiert werden, ist es wichtig, dass Sie ruhig bleiben. Laufen Sie nicht kopflos zum Telefon, um einen Notruf zu tätigen, sondern orientieren Sie sich kurz über die Situation. Sprechen Sie zuerst das Kind an, um herauszufinden, ob akute Lebensgefahr besteht: Reagiert das Kind auf Ansprache oder ist es bewusstlos? Ist vielleicht ein Atemstillstand ▸ siehe Seite 89 oder sogar ein Herz-Kreislauf-Stillstand ▸ siehe Seite 93 eingetreten? Beseitigen Sie Gefahrenquellen und entfernen Sie das Kind notfalls aus dem Gefahrenbereich – aber nur, wenn es die Situation unbedingt erfordert.

Allein oder mit mehreren Helfern am Unfallort

Sind Sie zu zweit am Unfallort, kann nun ein Helfer den Notruf absetzen und danach bei der Versorgung der Verletzten helfen oder den Rettungswagen einweisen, falls der Unfallort schwer zu finden ist. Wenn Sie allein sind, rufen Sie laut um Hilfe (etwa im

WICHTIG

EINEN NOTRUF MACHEN

Damit professionelle Rettungskräfte im Notfall schnell und effektiv helfen können, ist es wichtig, sie möglichst präzise über die Situation zu unterrichten. Beantworten Sie bei einem Notruf daher immer die folgenden fünf W-Fragen!

- **Wo** ist es passiert? Geben Sie die genaue Adresse an und beschreiben Sie den Zufahrtsweg für Rettungskräfte so genau wie möglich! Was ist geschehen? War es ein Unfall? Wann ist er passiert? Handelt es sich um eine Erkrankung? Seit wann besteht sie?
- **Wie** ist die Situation? Wie viele Verletzte gibt es?
- **Was** für Verletzungen bestehen oder welche Erkrankungszeichen liegen vor (zum Beispiel Erstickungsanfall, Krampfanfall, stärkere Blutung, Schock, Vergiftungszeichen, Bewusstlosigkeit, Atemstillstand, Kreislaufstillstand)?
- **Wie** alt sind die Verletzten oder Erkrankten?
- **Was** wird sonst noch gebraucht (Polizei oder Feuerwehr)?
- **Warten** auf Rückfragen. Bitte unbedingt warten und erst einhängen, wenn der Gesprächspartner keine Fragen mehr hat oder keine telefonische Hilfe mehr leisten kann!

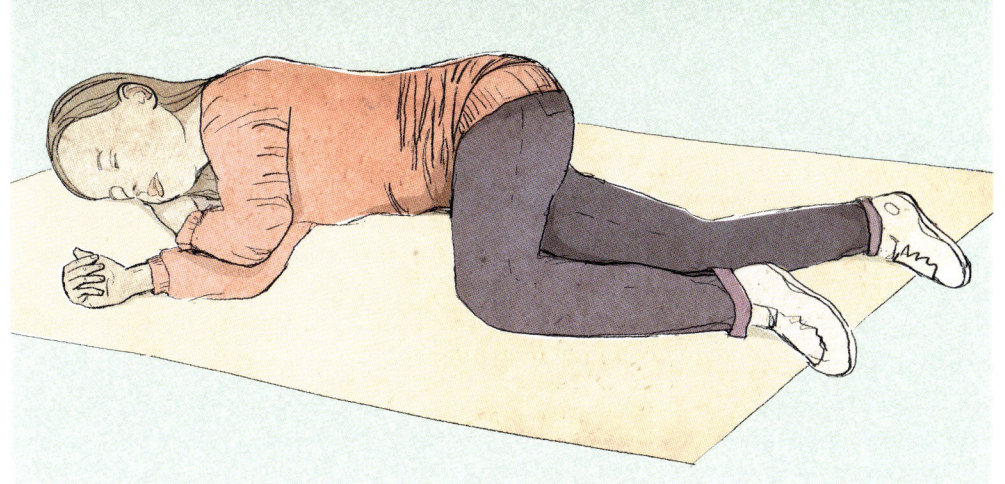

Ein bewusstloses Kind, dessen Atmung und Kreislauf noch funktionieren, lagern Sie am besten in der stabilen Seitenlage. Auf diese Weise sind die Atemwege frei.

Hausflur) und kümmern sich zuerst um das verletzte Kind, bis Verstärkung eintrifft. Ist das Kind bewusstlos oder sein Bewusstsein stark eingetrübt, müssen Sie umgehend die lebensrettenden Sofortmaßnahmen durchführen ▸ siehe ab Seite 79. Setzen Sie erst dann einen Notruf ab, wenn Sie das Kind eine Minute lang wiederbelebt haben oder, wenn Atmung und Kreislauf noch funktionieren, nachdem Sie es in die stabile Seitenlage ▸ siehe Seite 84 gebracht haben.

Die Situation einschätzen und danach handeln

Ist das Kind bei Bewusstsein, versuchen Sie zunächst, es zu beruhigen und sich ein genaueres Bild über die Dringlichkeit der Situation zu verschaffen: Leidet das Kind unter Atemnot ▸ siehe Seite 24, ist seine Hautfarbe auffällig ▸ siehe Seite 21 oder klagt es über

Schmerzen im Bauchraum ▸ siehe Seite 35? Ist es ungewöhnlich ruhig oder blutet es stark ▸ siehe Seite 38? Versorgen Sie lebensbedrohliche Verletzungen und beginnen Sie zur Sicherheit schon vorbeugend mit Schockmaßnahmen ▸ siehe Seite 59. Machen Sie jetzt den Notruf. Wenn keine Verletzungen vorliegen, die sich durch das Bewegen des Kindes verschlimmern können (Knochenbrüche ▸ siehe Seite 49), nehmen Sie es mit in die Nähe des Telefons. Ist das nicht möglich, bleiben Sie möglichst in Rufweite. Nach dem Notruf führen Sie sofort Ihre vorher begonnenen Maßnahmen fort. Ist das Kind bei Bewusstsein, erklären Sie ihm alles, was Sie tun, damit es keine Angst bekommt. Versuchen Sie dabei noch mehr Informationen über den Unfallhergang zu sammeln, die sich aus der Situation oder aus Aussagen des Kindes ergeben.

Kinder sind keine kleinen Erwachsenen

»Mein Kind ist krank«: So beschreiben Eltern beim Arzt oder bei einem Notruf meist den Zustand ihres Kindes nach einem Unfall oder in einer Notfallsituation. Um einschätzen zu können, wie schwer ein Kind erkrankt ist, brauchen medizinische Helfer aber unbedingt detailliertere Informationen. So spielt beispielsweise das Alter des Kindes eine Rolle. Auch sichtbare Veränderungen am Körper, Schmerzen oder Auffälligkeiten bezüglich der Körpertemperatur, der Atmung und des Kreislaufs sind für den Arzt

INFO

ALTERSEINTEILUNG BEI KINDERN

Je nachdem, wie alt sie sind, brauchen Kinder unterschiedliche Medikamente und Behandlungsmethoden. Die folgende Einteilung gibt Ihnen einen schnellen Überblick, damit Sie zum Beispiel bei den lebensrettenden Sofortmaßnahmen das richtige Schema anwenden können.

Neugeborenes: 1. bis 28. Lebenstag
Säugling: 1. Lebensjahr
Kleinkind: 2. bis 5. Lebensjahr
Schulkind: 6. Lebensjahr bis Pubertät
Jugendlicher: ab Pubertät

wichtige Anhaltspunkte, damit er die Situation richtig einschätzen kann.

Auf den folgenden Seiten finden Sie die wichtigsten allgemeinen Krankheitszeichen und Auffälligkeiten kurz dargestellt. Diese Informationen sollen Ihnen helfen, die Schwere einer Erkrankung selbst besser einzuschätzen und Arzt oder Rettungspersonal möglichst gut über den Zustand des Kindes zu informieren.

Warnsignale bei Kindern erkennen

Bei Kindern können bestimmte Erkrankungen altersabhängig auftreten oder je nach Alter des Kindes unterschiedlich schwer verlaufen. So können zum Beispiel scheinbar harmlose Durchfälle bei Säuglingen und Kleinkindern schon innerhalb kurzer Zeit einen schweren Flüssigkeitsverlust und einen lebensbedrohlichen Schockzustand zur Folge haben.

Auch bestimmte Notfallsituationen treten häufiger bei Kindern auf als bei Erwachsenen. Hat ein Kleinkind eine Bewusstseinstrübung, muss man immer auch an eine mögliche Vergiftung denken. Bei Husten mit Atemnot müssen Sie bei einem kleinen Kind vor allem damit rechnen, dass es einen Fremdkörper eingeatmet hat oder unter einem Pseudokruppanfall leidet. Dieselben Symptome deuten bei einem Schulkind dagegen wahrscheinlich eher auf einen Asthmaanfall hin. Die Pubertät ist das Erkennungsmerkmal der oberen Altersgrenze bei Kindern. Bei einem Jugendlichen liegt es in der Einschätzung des Helfers, ob er den Patienten noch als Kind oder schon als Erwachsenen ansieht und nach den entsprechenden Leitlinien (vor allem in Wiederbelebungssituationen) behandelt.

Wenn Sie bei Ihrem Kind auffällige Symptome feststellen, versuchen Sie erst einmal für sich selbst zu entscheiden, wie Sie den Zustand des Kindes einschätzen: Wirkt es trotz seiner Erkrankung »gesund«? Ist es lebhaft und interessiert und möchte am liebsten herumlaufen? Dann brauchen Sie sich wahrscheinlich keine Sorgen zu machen. Wenn es ihm allerdings tatsächlich schlecht geht, es ängstlich, bedrückt, unruhig, reizbar oder teilnahmslos erscheint, ist das Krankheitsbild immer als besonders ernst einzuschätzen und Sie müssen unbedingt möglichst rasch einen Arzt verständigen.

Die Atmung

Bei Kindern ist die Atmung auch in normalem Zustand deutlich schneller als bei Erwachsenen, da Kinder einen höheren Sauerstoffbedarf haben. Ist die Atmung noch weiter beschleunigt, etwa weil das Kind eine Lungenentzündung oder hohes Fieber hat oder unter Atemnot leidet, wird der kindliche Organismus dadurch stark belastet. Je jünger das Kind ist, desto schneller kann sich sein Zustand verschlechtern. Säuglinge

sind besonders gefährdet: Bei ihnen kann es völlig unvermutet zu einem Atemstillstand kommen (vergleiche auch Atemnot ▸ siehe Seite 24, Erstickungsanfall ▸ siehe Kasten Seite 31, Atem-Kreislauf-Stillstand ▸ siehe Seite 85).

Die kindlichen Atemwege sind noch relativ eng. Deshalb wird die Atmung eines Kindes bei einer Schwellung oder durch Schleim in den Atemwegen häufig recht schnell beeinträchtigt. Typisches Zeichen für eine Einen-

WICHTIG

BEWUSSTSEIN UND GESAMTBEFINDEN EINSCHÄTZEN

- **Gesund:** Das Kind wirkt gesund, ist lebhaft und interessiert; es reagiert angemessen auf Schmerzen.
- **Krank:** Bei folgenden Symptomen sollten Sie einen Arzt aufsuchen: Das Kind ist ängstlich, bedrückt, unruhig, reizbar, lässt sich nicht beruhigen oder zieht sich zurück.
- **Notfall:** Rufen Sie einen Arzt oder Notarzt, wenn Ihr Kind sich folgendermaßen verhält: Es ist teilnahmslos, äußert sich nicht zu seinen Empfindungen, reagiert nicht auf die Eltern, reagiert nicht oder verlangsamt auf Schmerz, wird eventuell sogar bewusstlos.

gung der Atemwege ist ein pfeifendes Atemgeräusch, der sogenannte Stridor.

Ist beim Einatmen ein ziehendes Geräusch zu hören, ist höchstwahrscheinlich der obere Teil der Atemwege betroffen (Kehldeckel, Kehlkopf oder obere Luftröhre). Das tritt vor allem bei Erkrankungen wie Pseudokrupp, einer eitrigen Kehldeckelschwellung, nach einem Insektenstich oder durch Fremdkörper in den oberen Atemwegen auf. Ein ziehendes Geräusch beim Ausatmen entsteht meist bei Erkrankungen, die mit einer Einengung der unteren Luftwege einhergehen. Asthma bronchiale, Entzündungen der Bronchien oder eingeatmete Fremdkörper, die bereits ins Bronchialsystem gerutscht sind, können eine solche Beeinträchtigung hervorrufen.

Abgesehen von diesen Geräuschen treten bei einer Einengung der oberen Luftwege und akuter Atemnot als deutliches Symptom sichtbare Einziehungen in den Rippenzwischenräumen und im Bereich des Brustbeins auf: Wenn das Kind einatmet, sinkt die Haut zwischen seinen Rippen deutlich ein. Ausgelöst wird dieses Symptom durch

WICHTIG

DIE ATMUNG BEURTEILEN

Ein Kind ist gesund, wenn die Anzahl der Atemzüge pro Minute den folgenden Angaben entspricht:

Neugeborenes: 40 bis 50
Säugling: 30 bis 40
Kleinkind: 25 bis 30
Schulkind: etwa 20

Vorsicht bei folgenden Symptomen:

- Die Atmung ist beschleunigt oder verlangsamt.
- Das Kind atmet zu flach oder im Gegenteil auffällig tief.
- Neben den normalen Atemgeräuschen sind Zusatzgeräusche (wie Husten, Rasseln, Schnarchen) zu hören.
- Beim Ein- oder Ausatmen tritt ein ziehendes Geräusch auf (Stridor).
- Der Brustkorb hebt sich beim Atmen nicht ausreichend.
- Beim Einatmen kommt es zu Einziehungen, das heißt, die Haut wird zwischen die Rippen gezogen.
- Die Haut des Kindes verfärbt sich, sie sieht blass oder blau aus.
- Das Kind leidet unter Atemnot oder Erstickungsangst.
- Es kommt zu Bewusstlosigkeit und Atemstillstand: Sofort mit der Wiederbelebung beginnen ▸ siehe Seite 80 und einen Notruf (112) machen!

das angestrengte Einatmen, das einen starken Sog bewirkt.

Der Kreislauf

Den Puls tasten Sie bei einem Kind am einfachsten am Handgelenk, bei einem Säugling besser an der Oberarmschlagader. Wird der Puls an der Halsschlagader getastet, kann das für ein Kind sehr beängstigend sein. Beim Erwachsenen weist ein beschleunigter Puls darauf hin, dass sich eine Erkrankung verschlimmert, etwa bei Schock oder Fieber. Bei Kindern kann man nicht so

eindeutig von der Pulsfrequenz auf die Schwere einer Erkrankung schließen. Lediglich das stetige Ansteigen des Herzschlages im Verlauf mehrerer Messungen (zum Beispiel bei einem Schock ▶ siehe Seite 59) kann ein Warnzeichen sein. Dagegen ist es ein deutliches Alarmsignal, wenn der Puls unter 100 Schläge pro Minute beim Säugling und unter 80 Schläge pro Minute beim Kleinkind absinkt. Das Herz kann nämlich nur bei einer ausreichenden Anzahl von Herzschlägen pro Minute den Körper mit genügend Sauerstoff versorgen.

WICHTIG

SO BEURTEILEN SIE DEN KREISLAUF DES KINDES

Sind Lebenszeichen wie Atmung, Spontanbewegungen oder Husten vorhanden, ist die Kreislauffunktion mit Sicherheit noch ausreichend.
Im Ruhezustand sind folgende Werte normal:
- Säugling: etwa 120 Schläge/Minute
- Kleinkind: etwa 100 bis 120 Schläge/Minute
- Schulkind: 80 bis 100 Schläge/Minute
- Der Puls lässt sich am Handgelenk gut tasten.
- Bei der Nagelprobe ▶ siehe Seite 18 füllen sich die Kapillargefäße im Nagelbett innerhalb einer Sekunde.

Folgende Symptome deuten auf einen beeinträchtigten Kreislauf hin:
- Der Puls ist zu schnell/zu langsam.
- Der Puls ist flach/pochend.
- Der Puls ist unregelmäßig (bei Kindern selten der Fall).
- Der Puls ist am Handgelenk nicht zu tasten.
- Bei der Nagelprobe dauert die Kapillarfüllung über 2 Sekunden.

Achtung! Bei folgenden Symptomen ist der Kreislauf stark beeinträchtigt:
- Der Puls sinkt beim Säugling unter 100 und beim Kleinkind unter 80 Schläge pro Minute ab.

Die Stärke der einzelnen Pulsschläge beim Kind sagt vor allem etwas über den Flüssigkeitshaushalt im Körper aus: Ein kräftiger, gut zu tastender Puls am Handgelenk spricht für einen relativ ausgeglichenen Flüssigkeitshaushalt. Wenn Sie langsame, pochende Pulsschläge tasten – einen sogenannten Druckpuls –, kann das auf einen erhöhten Hirndruck nach schweren Kopfverletzungen hinweisen.

Da gerade in Aufregung der Puls häufig nicht sicher richtig gemessen wird, richtet man sich heute bei der Einschätzung eines schwerkranken Kindes nach den sogenannten **Lebenszeichen**. Sind Atmung, Spontanbewegungen oder auch Husten vorhanden und normal, so kann man in Ruhe über weitere Maßnahmen entscheiden.

Der Blutdruck

Der Blutdruck eines Kindes kann nicht mit Messgeräten für Erwachsene gemessen werden; daher können Sie den Blutdruck eines Kindes oft nur schwer einschätzen. Er liegt sicher im Normbereich, wenn an Armen und Beinen der Puls gut zu tasten ist. Außerdem können Sie ihn mithilfe der sogenannten Nagelprobe überprüfen: Drücken Sie dafür kräftig auf einen Fingernagel des Kindes. Füllt sich das Nagelbett (beziehungsweise die darin verlaufenden Kapillargefäße) daraufhin innerhalb einer Sekunde wieder mit Blut, ist der Blutdruck in Ordnung. Dauert es länger als zwei Sekunden,

ist das Kind entweder unterkühlt oder die Hautdurchblutung ist – etwa aufgrund eines Schocks ▸ siehe Seite 59 – vermindert.

Haltung und Bewegung

Auch die Haltung und die Bewegungen eines Kindes lassen Rückschlüsse auf seinen Gesundheitszustand zu. Achten Sie darauf, ob es beide Hände und Füße gleichermaßen normal bewegt. Auch Haltung und Muskelspannung sollten weder verspannt noch zu »schlaff« sein. Vor allem bei Säuglingen und Kleinkindern, die ihre Schmerzen noch nicht genauer bezeichnen können, kann

WICHTIG

AUFFÄLLIGE SYMPTOME AN OHREN, NASE UND MUND
Vor allem Säuglinge und Kleinkinder können nicht genau sagen, was ihnen fehlt. Hier ist es besonders wichtig, genau hinzusehen. Beachten Sie daher auch immer Auffälligkeiten im Bereich von Ohren, Nase und Mund.
- Ohr: Schmerzen, Absonderungen, verringerte Hörfähigkeit, Blutung aus dem Ohr
- Nase: Schnupfen, Sekret, Blut
- Mund: Auffälliger Geruch, trockene oder gerötete Schleimhaut, Beläge, Schwellungen, Verletzungszeichen

eine unnatürliche Körperhaltung eine Verletzung anzeigen. Durch eine Schonhaltung versucht das Kind, den verletzten Körperteil möglichst wenig zu belasten, und bewegt sich deshalb anders als sonst. Wenn das Kind einen Teil des Körpers gar nicht bewegen kann, den Kopf unnatürlich überstreckt oder eine auffällige Körperlage einnimmt, sind das sichere Symptome für eine Verletzung. Bei Fieber zeigt eine auffällige Körperhaltung (Kopf wird überstreckt gehalten) oft eine mögliche Komplikation wie eine Gehirnhautreizung oder -entzündung an.

Ohren, Nase und Mund

Hat Ihr Kind Ohrenschmerzen, leidet es möglicherweise unter einer Gehörgangs- oder einer Mittelohrentzündung. Dabei kann es zum Teil zu Absonderungen aus den Ohren kommen. Auch eine plötzliche Verminderung der Hörleistung ist ein Indiz für das Vorliegen einer Entzündung.

Gerade bei Kleinkindern können auch Fremdkörper in Ohren und Nase die Ursache für Schmerzen sein. Aber Vorsicht: Hat sich Ihr Kind einen Stein oder einen anderen kleinen Gegenstand in Ohren oder Nase gesteckt, versuchen Sie nicht, ihn selbst herauszuholen – dabei rutscht er meist noch tiefer hinein. Bringen Sie Ihr Kind möglichst rasch zum Arzt, am besten zu einem Hals-Nasen-Ohren-Arzt. Tritt nach einem Unfall Flüssigkeit oder Blut aus Ohren, Nase oder Mund, ist das immer ein Warnhinweis auf einen möglichen Schädelbasisbruch ▶ siehe Seite 51. Veränderungen im Mundbereich

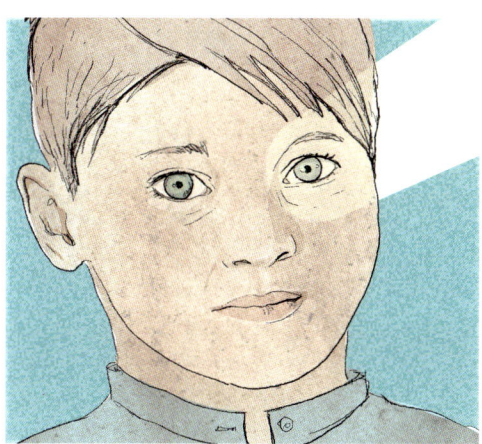

Achten Sie besonders bei Kopfverletzungen und Vergiftungen auf die Pupillen.

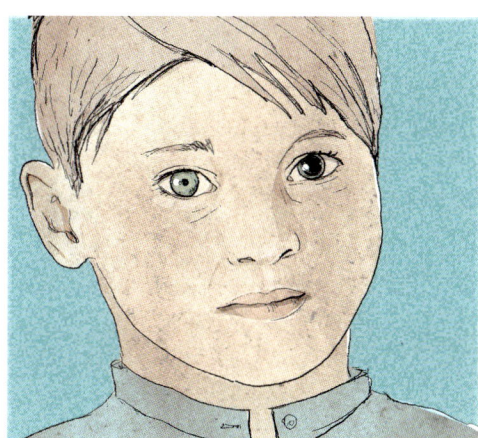

Sind die Pupillen unterschiedlich weit, ist das immer ein Alarmsignal.

wie Ausschläge und Beläge treten vor allem im Zusammenhang mit Infektionserkrankungen auf.

Veränderungen an den Augen

Wenn die Augen gerötet sind oder stark tränen, kann eine Bindehautentzündung vorliegen. Auch eine Reizung durch ätzende Stoffe ▸ siehe Seite 64, Parfüm oder Shampoo kann die Ursache sein. Die Beobachtung der Pupillen ▸ siehe Kasten unten ist nach Kopfverletzungen und bei Vergiftungen wichtig.

Hautveränderungen

Die Haut reagiert oft recht deutlich, sobald sich das Befinden ändert. Haben Sie den Verdacht, dass Ihr Kind krank oder verletzt ist, sollten Sie daher auch prüfen, ob seine Haut sich warm oder kalt anfühlt und wie sie aussieht: Eine kalte oder blasse, marmorierte Haut nach einem Unfall oder bei Durchfällen kann auf einen Schock ▸ siehe Seite 59 hinweisen. Eine Hautrötung mit Blasenbildung tritt bei Verbrennungen ▸ siehe Seite 66 und Verätzungen ▸ siehe Seite 64 auf. Bei einem entsprechenden Notruf müssen Sie daher die Art der Hautveränderung und ihre Ausdehnung möglichst genau beschreiben, damit Ihr Gesprächspartner beurteilen kann, wie schwer die Verletzung ist.

Auffällige Ausscheidungen

Veränderungen von Urin, Stuhl, Schweiß, Erbrochenem oder Auswurf können wichti-

WICHTIG

PUPILLENREAKTIONEN

Die Pupillenweite hilft dabei, den Zustand des Kindes zu beurteilen.

- **Normale Reaktion:** Beide Pupillen sind gleich weit und reagieren gleich auf Licht: Bei Dunkelheit sind beide Pupillen groß, bei Helligkeit klein.
- **Auffällige Pupillenreaktion:** Die Pupillen sind unterschiedlich weit, reagieren unterschiedlich auf Licht; mögliche Ursachen: Augentropfen oder Kopfverletzungen ▸ siehe Seite 51.
- Die Pupillen sind auffällig groß oder ungewöhnlich klein (Hinweis auf Vergiftung ▸ siehe Seite 68).
- **Weitere Warnsignale der Augen:** Die Augen tränen, wirken trüb, gerötet oder glänzen auffallend, zeigen Einblutungen oder andere Verletzungszeichen. Das Auge wird zugekniffen; mögliche Ursachen: zum Beispiel Verätzungen ▸ siehe Seite 64 oder auch ein Fremdkörper im Auge.

ge Hinweise auf mögliche Erkrankungen wie Entzündungen oder Vergiftungen geben. Beobachten Sie deshalb bei einer Erkrankung oder Verletzung des Kindes stets auch seine Ausscheidungen. Wichtig sind dabei: Menge, Form und Häufigkeit, Farbe, Geruch sowie eventuelle Beimengungen.

Bei Vergiftungen ▶ siehe Seite 68 müssen Sie unbedingt alle Ausscheidungsprodukte mit in die Klinik geben: So kann oft die Art und Menge der aufgenommenen Giftstoffe besser bestimmt werden.

Schmerzen

Es gibt unterschiedliche Arten von Schmerzen: dumpfe, stechende, pochende und krampfartige. Es gibt Dauerschmerzen, an- und abschwellende und solche, die immer mehr zunehmen. Sie können diffus, punktförmig oder ausstrahlend auftreten. Diffuse Schmerzen zeigen Kinder häufig kreisend mit der Hand, punktförmige mit dem Finger. Bei Babys können Schmerzen oft nur erahnt werden; je älter ein Kind ist, umso eher kann es die Schmerzen beschreiben. Diese Angaben können aber auch fehlleiten: Nicht selten geben Kinder bei Ohrenentzündungen Bauchschmerzen oder bei Bauch-Beinschmerzen an. Dumpfe Schmerzen sind typisch für Entzündungen im Bauchraum, stechende für Verletzungen und pochende für eitrige Entzündungen. Ausstrahlende Schmerzen treten zum Beispiel bei Hodenverdrehung und bei Nierenkoliken auf.

WICHTIG

HAUTVERÄNDERUNGEN

Auch kleine Hautveränderungen können viel über den Gesundheitszustand eines Menschen aussagen. Achten Sie auf folgende Symptome:

- Veränderte Hauttemperatur: heiß, warm, kalt, Temperaturunterschiede zwischen Händen/Füßen und Körperstamm, kalter Schweiß
- Auffällige Hautfarbe: rot, blass, bläulich, marmoriert
- Flecken: zum Beispiel bei Kinderkrankheiten, Arzneimittelreaktionen oder bei einer Allergie
- Blasen: oft bei Windpocken, Gürtelrose, Lippenherpes, Verbrennungen, Verätzungen
- Quaddeln: zum Beispiel bei einer Allergie, Kontakt mit Brennnesseln, nach einem Insektenstich
- Verletzungszeichen: Bluterguss, Abschürfung, Platz-, Schnitt- oder Stichwunde, offener Bruch

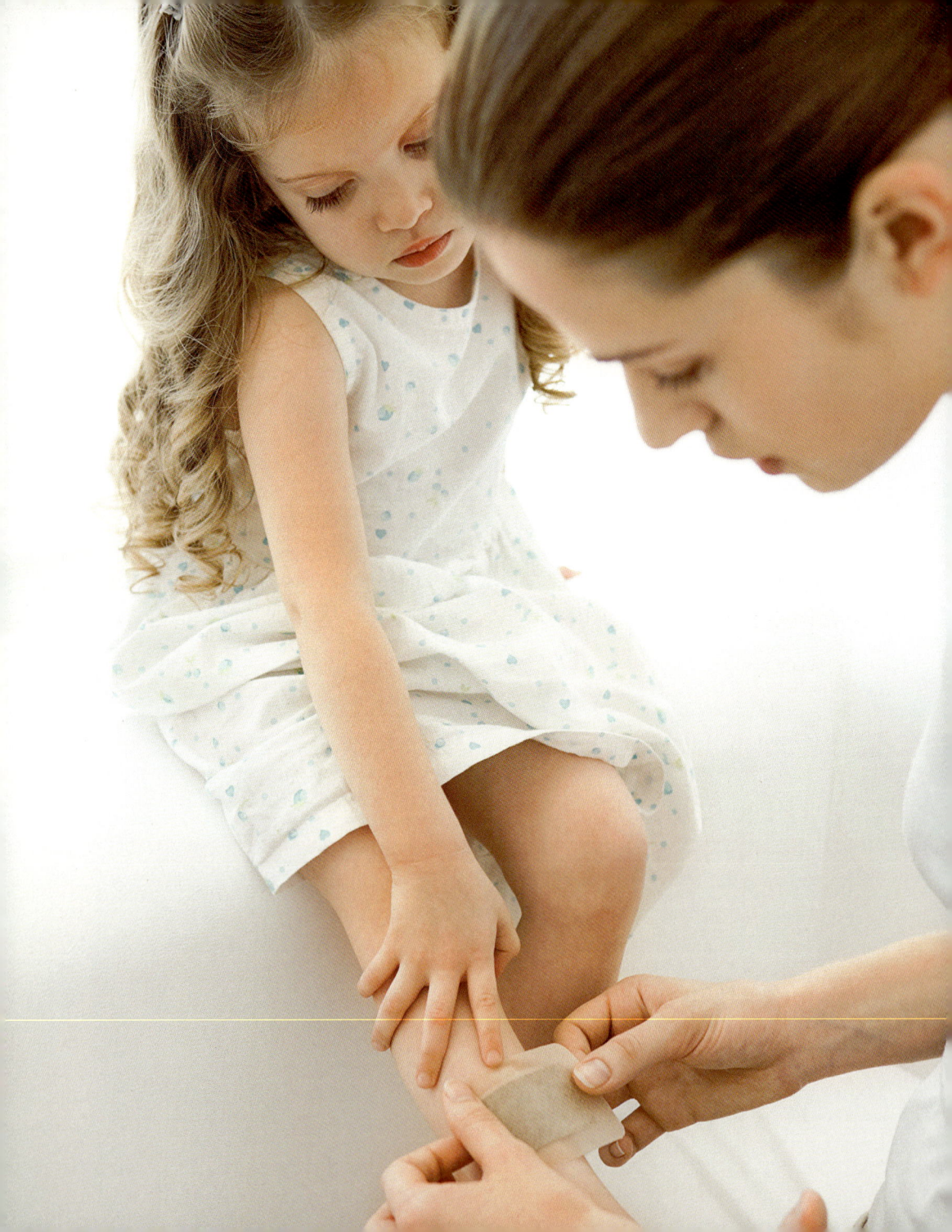

ERSTE-HILFE-MASSNAHMEN IN DER PRAXIS

EINE SCHÜRFWUNDE AM KNIE, BAUCHWEH ODER EINE PLÖTZLICHE FIEBERHAFTE ERKÄLTUNG – ERFAHREN SIE, WIE SIE MIT KLEINEREN GESUNDHEITLICHEN »PANNEN« UMGEHEN, ABER AUCH, WIE SIE IHREM KIND IN ERNSTHAFTEN SITUATIONEN GELASSEN UND SICHER HELFEN.

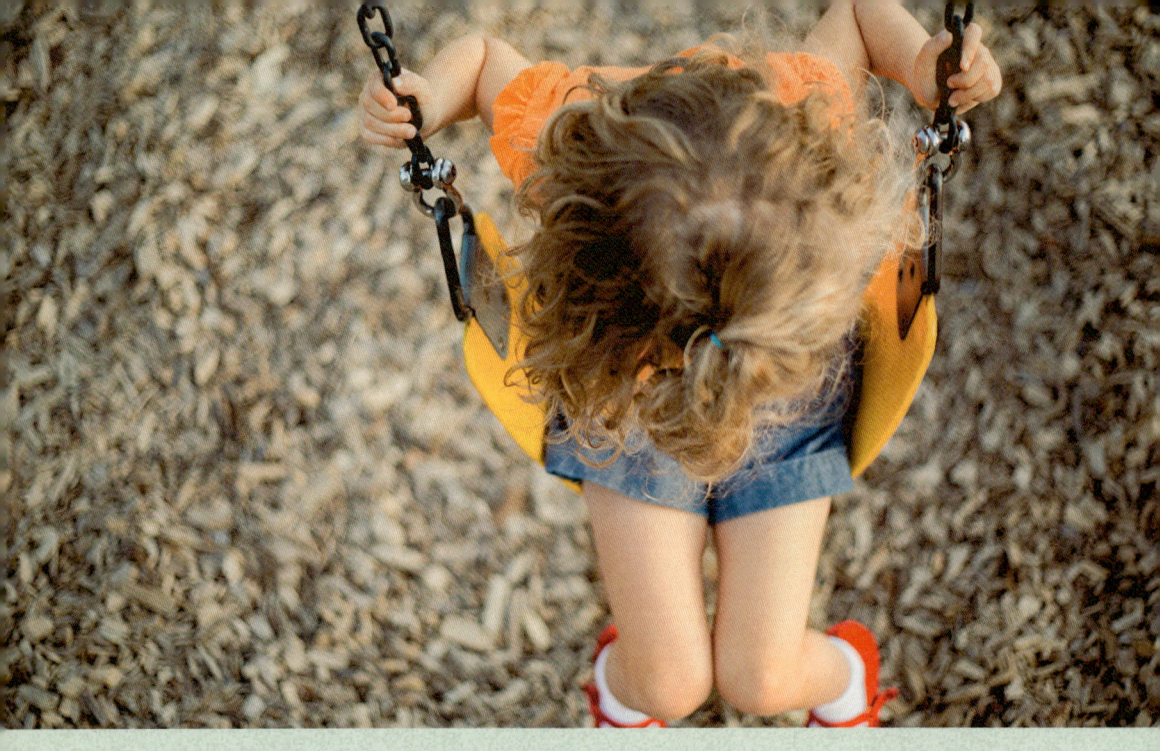

NOTFÄLLE VON A BIS Z

Atemnot

Kinder sind für Atemwegsprobleme anfälliger als Erwachsene, da die kindlichen Atemwege noch sehr eng sind und deshalb rascher durch Schleim, eine Schwellung oder einen Fremdkörper verlegt werden können. Gefährlich sind vor allem Einengungen, die sich sehr schnell entwickeln, nahe am Kehlkopf auftreten oder die gesamte Lunge be-

treffen. Die häufigsten Ursachen für kindliche Atemnotsituationen sind Pseudokrupp, Asthma, Insektenstiche und das Einatmen oder Verschlucken von Fremdkörpern. Auf diese Notfälle gehen wir deshalb auf den folgenden Seiten näher ein.

Störungen der Atmung können sich langsam und schleichend entwickeln, etwa bei einer Lungenentzündung. Oft sind sie dann anfangs nur an leichten Symptomen erkennbar: Die Nasenflügel des Kindes beben beim Ein- und Ausatmen, das Kind atmet angestrengt und flach, hustet oder die Fingernägel sind leicht bläulich verfärbt. Atemprobleme können auch akut einsetzen, etwa wenn das Kind einen Fremdkörper eingeatmet hat oder unter einem Pseudokruppanfall leidet. Symptome für solche Komplikationen können laute Atemgeräusche, Husten oder Atemnot sein. Es können außerdem Einziehungen auftreten, das heißt, die Haut zwischen den Rippen wird beim Einatmen deutlich sichtbar nach innen gezogen. Verschlimmert sich die Atemstörung, treten unabhängig von der Ursache folgende Symptome auf: Das Kind bekommt Angst, seine Haut verfärbt sich bläulich und schließlich

grau, die Atmung lässt nach oder hört schließlich sogar ganz auf. Wenn in dieser Situation nicht umgehend richtig gehandelt wird, kommt es zum Herzstillstand.

Allgemeine Maßnahmen

Bewahren Sie Ruhe und geben Sie Ihrem Kind das Gefühl, dass Sie die Situation im Griff haben. Das Kind sollte auf keinen Fall zusätzlich aufgeregt oder geängstigt werden! Setzen Sie es aufrecht hin oder nehmen Sie es in den Arm. Unterstützen Sie das Kind beim Atmen, indem Sie ihm Atemanweisungen geben und es beruhigen. Drücken Sie auf keinen Fall die Zunge mit einem Mundspatel oder Löffelstiel herunter, um in den Hals zu schauen. Kinder reagieren in diesen

WICHTIG

ATEMNOT ERKENNEN

Wenn Ihr Kind unter Atemnot leidet, zeigt es folgende Symptome:
- Unruhe, Angst, Atemnot
- Atemgeräusche, Husten, Einziehungen
- Schnelle, angestrengte Atmung
- bläulich verfärbte Fingernägel
- Die Haut ist blass oder verfärbt sich blau beziehungsweise grau

Sind die oberen Luftwege eingeengt, kommen folgende Symptome hinzu:
- Einziehungen zwischen den Rippen

- Ziehendes Geräusch und Atemnot beim Einatmen

Bei Einengung der unteren Luftwege (Bronchien, Lunge) außerdem:
- Ziehendes Geräusch und Atemnot beim Ausatmen

Wenn die Luftröhre durch einen Fremdkörper in der Speiseröhre eingeengt ist, außerdem:
- Würgen, Speicheln
- Schmerzen hinter dem Brustbein

Situationen sehr empfindlich: Die Atemnot kann sich verschlimmern oder sogar ein Herzstillstand eintreten.

Ist das Kind stabil, können Sie versuchen, die Ursache der Störung festzustellen und die entsprechenden Erstmaßnahmen einzuleiten. Ist das Kind bereits bewusstlos, wenn Sie es finden, müssen Sie unbedingt zuerst die unter Atemstillstand beschriebenen Maßnahmen ▸ siehe Seite 85 durchführen.

Atemnot durch Asthma

Asthma bronchiale ist eine Erkrankung, bei der die kleinen Atemwege (Bronchien) krampfartig verengt, geschwollen und mit

Schleim verlegt sind. Dadurch wird vorwiegend die Ausatmung beeinträchtigt. Bei der Hälfte aller Kinder mit Asthma beginnt die Erkrankung schon vor dem fünften Lebensjahr. Oft ist ein Asthmaanfall im Kindesalter allergisch bedingt (etwa durch Nahrungsmittel, Tierhaare, Pollen). Aber auch Infekte, körperliche und psychische Belastung sowie klimatische Ursachen können ihn auslösen. Bei einem Asthmaanfall sitzt das Kind häufig mit geblähtem Brustkorb aufrecht im Bett und ringt mit ängstlichem Blick nach Luft. Das Kind hat Probleme beim Ausatmen, dabei ist ein pfeifendes (giemendes) Geräusch zu hören. Weitere typische Symp-

WICHTIG

MASSNAHMEN BEI ATEMNOT

Bei einer Atemstörung ist es wichtig, rasch und besonnen zu handeln.
Achtung: Atemnot erschöpft ein Kind stark und kann schnell in eine Bewusstlosigkeit mit Atem- und Herz-Kreislauf-Stillstand übergehen!
Das Kind ist bei Bewusstsein:
- Notruf (112) machen.
- Ruhe bewahren, das Kind beruhigen.
- Das Kind aufrecht sitzen lassen, Atemanweisungen geben.
- Rechnen Sie damit, dass sich die Situation plötzlich verschlechtern kann!

Das Kind ist bewusstlos:
- Lebensrettende Sofortmaßnahmen durchführen ▸ siehe Seite 80.
- Notruf (112) machen.

Das sollten Sie bei schwerer Atemnot auf keinen Fall tun:
- Den Zungengrund mit einem Spatel oder Ähnlichem herunterdrücken.
- Den Puls am Hals tasten.
- Alles, was das Kind unnötig aufregt.
- Transportieren Sie ein Kind mit starker Atemnot nie selbst zum Arzt. Warten Sie auf den Notarzt!

tome sind ein kraftloser Reizhusten und eine blasse bis bläulich verfärbte Haut. Puls und Atmung sind in der Regel beschleunigt. Die Anfälle können unterschiedlich schwer sein, wegen der schlimmen Atemnot sind sie aber grundsätzlich als Notfall zu betrachten.

RICHTIG HANDELN

Bewahren Sie Ruhe und versuchen Sie nach Möglichkeit auch Ihr Kind zu beruhigen. Wenn es sich dabei wohlfühlt, sollte es bevorzugt mit nach vorn geneigtem Körper sitzen oder mit erhöhtem Oberkörper und nach hinten oder vorne abgestützten Armen gelagert werden. In dieser Lage kann es die Atemhilfsmuskulatur (Muskeln des Schultergürtels und zwischen den Rippen) am besten einsetzen.

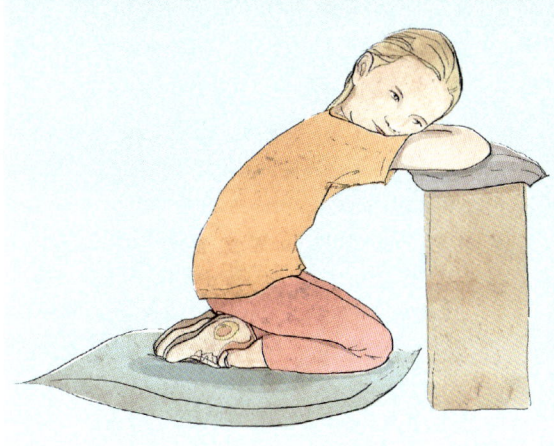

Im Sitzen mit nach vorne gebeugtem Oberkörper fällt Ihrem Kind das Atmen leichter.

Wenn Ihr Kind schon mehrfach unter Asthmaanfällen zu leiden hatte, hat es die optimale Atemtechnik bereits erlernt: Erinnern Sie es daran! Wenn vom Arzt bereits Medi-

WICHTIG

ASTHMAANFÄLLE ERKENNEN UND BEHANDELN

Symptome:
- Pfeifendes (giemendes) oder fauchendes Geräusch beim Ausatmen
- Verlängerte Ausatmung
- Kraftloser Reizhusten
- Angestrengte Atmung, Atemnot
- Unruhe, Angst, schneller Puls
- In schweren Fällen Blaufärbung der Haut, der Lippen und der Fingernägel
- Beschleunigter Puls

Maßnahmen:
- Das Kind beruhigen.
- Lassen Sie das Kind sitzen.
- Atemanweisungen geben.
- Medikamente geben, die vom Arzt für Anfälle verordnet wurden.
- Anzahl der Atemzüge kontrollieren.
- Wenden Sie die Maßnahmen bei Atemnot an ▶ siehe Kasten Seite 26.
- Rufen Sie unbedingt den Arzt!

kamente für Anfälle verschrieben wurden, sollten diese gegeben werden. Dabei ist es wichtig, sich genau an die angegebene Dosierung zu halten. Zählen Sie die Atmung regelmäßig aus ▸ siehe Seite 86 und 89. So können Sie gut einschätzen, ob sich die Situation verschlimmert oder verbessert. Bei einem Asthmaanfall im Kindesalter sollten Sie grundsätzlich den Arzt rufen, da der Verlauf nie sicher vorhersehbar ist.

Atemnot durch Fremdkörper

Das Einatmen von kleineren Gegenständen tritt vor allem bei Kleinkindern auf. Typisches Symptom ist eine plötzlich auftretende trockene Hustenattacke – eventuell sogar mit einem Erstickungsanfall ▸ siehe Seite 28. Meist werden Nahrungsmittel eingeatmet, besonders häufig Nüsse. Ein Kind kann aber

---

TIPP

SO BEUGEN SIE VOR!
Babys und Kleinkinder erforschen ihre Umwelt immer auch mit dem Mund. Gefährlich ist deshalb alles, was klein genug ist, um durch den Kehlkopf in die Luftröhre zu gelangen – lassen Sie ein Kleinkind nicht mit kleinen Dingen spielen! Auch Puder, Erdnüsse, Kieselsteine und Ähnliches gehören nicht in Kleinkinderhände!

---

auch Teile von Spielzeug, Stecknadeln oder Kieselsteine einatmen. Das passiert vor allem, wenn das Kind plötzlich erschrickt oder lacht, während es den kleinen Gegenstand im Mund hat.

SO VERLÄUFT DER UNFALL MEIST

Meist kommt es nur zu einer Hustenattacke von ein bis fünf Minuten und das Kind erholt sich danach zusehends. Sie können dem Kind mit den auf Seite 29 beschriebenen Maßnahmen helfen ▸ siehe auch Kasten Seite 31. Aber auch wenn das Kind einen Fremdkörper ausgehustet oder ausgespuckt hat und es ihm scheinbar wieder gut geht, müssen Sie es umgehend zu einem Arzt bringen. Weisen Sie den Arzt darauf hin, dass möglicherweise noch Fremdkörper in den Atemwegen verblieben sind. Diese Vorsichtsmaßnahme ist wichtig, da ein übersehener Fremdkörper in den Luftwegen zu schweren Folgeschäden führen kann. Der Arzt wird dann entscheiden, ob eine Luftröhrenspiegelung notwendig ist, um sicherzugehen, dass sich keine kleinen Gegenstände mehr in den Atemwegen befinden.

Hat Ihr Kind nach dem Hustenanfall noch die geringsten Anzeichen einer Atemnot, atmet es auffallend schnell, ist ein ziehendes Geräusch beim Atmen zu hören oder hat das Kind große Mengen kleiner Fremdkörper eingeatmet (zum Beispiel Puder oder geschroteten Mais), verständigen Sie bitte unbedingt sofort einen Notarzt.

Erstickungsanfall durch eingeatmete Fremdkörper

Nur in zwei bis fünf Prozent der Fälle kommt es zum dramatischen Erstickungsanfall. Das Kind wird dabei meist schnell blau, fasst sich an den Hals und hat Erstickungsangst. Eventuell sind auch Atemgeräusche, Husten oder Würgen zu hören. Der Fremdkörper kann in Rachen, Kehlkopf, Luft- oder Speiseröhre stecken.

RICHTIG HANDELN

Versuchen Sie ruhig zu bleiben und das Kind zu beruhigen. Schauen Sie in den Mund und entfernen Sie vorsichtig alle sichtbaren Fremdkörper. Wenn das Kind effektiv hustet und atmet, nehmen Sie es auf den Arm und unterstützen das Husten. Sonst gelten die allgemeinen Maßnahmen bei Atemnot ▸ siehe Seite 25. Bekommt das Kind nicht ausreichend Luft oder wird das Husten ineffektiv, rufen Sie nach Hilfe, ein Notruf (112) sollte schnell erfolgen.

Ist das Kind noch bei Bewusstsein, führen Sie folgende Maßnahmen durch:

- Klopfen Sie ihm bei herunterhängendem Oberkörper 5-mal kräftig zwischen die Schulterblätter, um das Husten zu unterstützen ▸ siehe Abbildung unten links.

Wenn keine Besserung eintritt:

- 5-mal den Brustkorb zusammendrücken ▸ siehe Abbildung unten rechts. Verfahren Sie dabei wie bei der Herzmassage ▸ siehe Seite 90 für Babys, Seite 92 für Kinder, nur dass bei diesen Kompressionen der Oberkörper tiefer liegt und sie mit geringerer Frequenz ausgeführt werden, damit der Fremdkörper aus den Atemwegen gedrückt wird.

Sollte nach diesen Maßnahmen immer noch keine ausreichende Eigenatmung vorhanden sein und das Kind ist älter als ein Jahr, können Sie den sogenannten Heimlich-Handgriff durchführen (niemals bei Babys!):

- Stellen oder knien Sie sich hinter das Kind und umfassen Sie seinen Rumpf.

Wenn Ihr Kind sich verschluckt hat, klopfen Sie ihm mit nach unten hängendem Oberkörper kräftig zwischen die **Schulterblätter**.

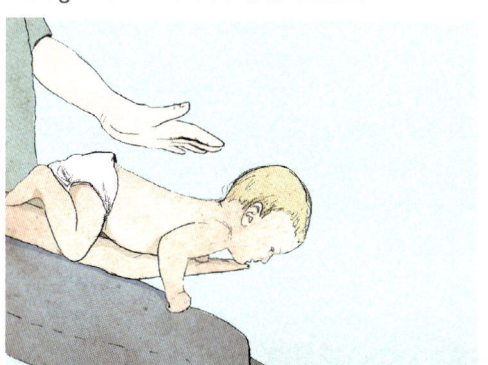

Die Brustkorbkompression funktioniert nach dem Prinzip der Herzmassage, nur der Oberkörper liegt dabei tiefer.

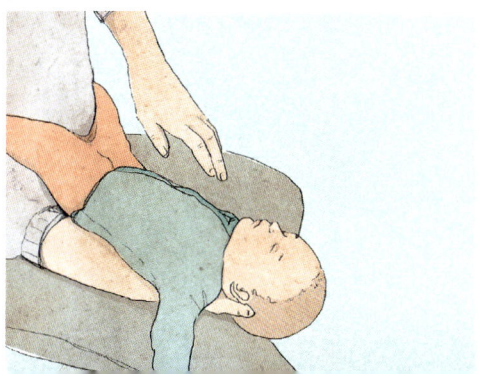

- Ballen Sie eine Hand zur Faust und platzieren Sie sie zwischen Nabel und unterem Brustbeinende.
- Greifen Sie diese Hand und ziehen Sie sie kräftig nach hinten und oben.
- Führen Sie diese Maßnahme 5-mal durch.
- Kontrollieren Sie den Mund des Kindes.
- Sollte das Kind bewusstlos werden, so führen Sie die Maßnahmen der Herz-Lungen-Wiederbelebung durch ▸ **siehe Ablaufschema Umschlaginnenseite.**

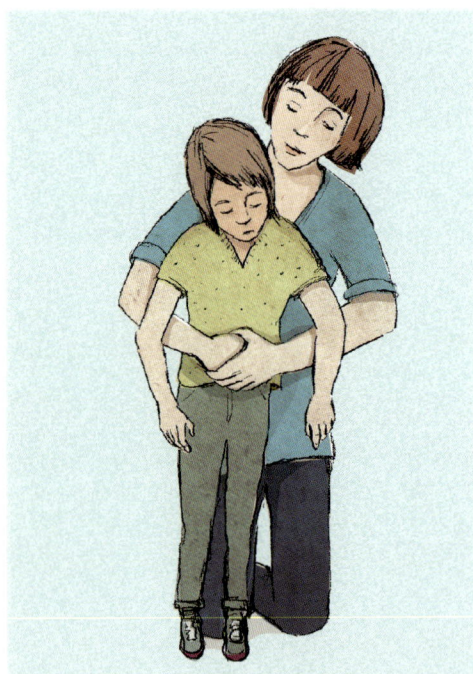

Der Heimlich-Handgriff: Halten Sie das Kind so, dass Ihre Hände in Magenhöhe liegen.

Achtung: Auch wenn sich der Fremdkörper durch Ihre Maßnahmen löst und das Kind sich erholt, muss es danach möglichst rasch einem Arzt vorgestellt werden.

Fremdkörper in den Speisewegen

Symptome wie Würgen, verstärkter Speichelfluss, Druckgefühl und Schmerzen hinter dem Brustbein weisen auf einen verschluckten Fremdkörper in der Speiseröhre hin. Dieser engt die Atemwege von hinten ein. Bewahren Sie Ruhe und wenden Sie keine »Hausmittel« an. Bei Atemnot verständigen Sie umgehend einen Notarzt und führen die Maßnahmen bei Erstickungsanfällen ▸ **siehe Kasten Seite 31** durch. Auch wenn keine Atemstörungen vorliegen, sollte ein Arzt aufgesucht werden, wenn Sie anhaltende Schluckbeschwerden bemerken. Hat das Kind spitze Gegenstände (Nadeln, Nägel) oder Batterien (Knopfbatterien) verschluckt, muss es umgehend von einem Arzt untersucht werden, da eine rasche Behandlung notwendig sein kann.

Atemnot durch Insektenstich

Ein Insektenstich kann durch die Schwellung im Mund- und Rachenraum oder wegen einer Insektengiftallergie schwerste Atemnot auslösen: Die Atemwege im Kehlkopfbereich werden verlegt, bei einer Allergie treten außerdem Schwellungen und Verkrampfungen im Bereich der Bronchien auf, das Kind droht zu ersticken.

INSEKTENSTICHE ERKENNEN

Schreit das Kind nach dem Trinken auf, fasst sich an den Hals, würgt und hustet, ist es vermutlich von einem Insekt in Mund oder Rachen gestochen worden. Wenn der Stich sich an einer anderen Körperstelle befindet, das Kind jedoch allergisch darauf reagiert, kann das ebenfalls eine gefährliche Atemnot auslösen: Innerhalb weniger Minuten kommt es zu einer allgemeinen Schleimhautschwellung, das Kind bekommt zunehmend keine Luft. Allergische Reaktionen

WICHTIG

ERSTICKUNGSANFALL ERKENNEN UND RICHTIG HANDELN

Symptome:
- Husten
- Die Haut verfärbt sich blau
- Das Kind bekommt keine Luft mehr, kann auch nicht schreien, hat Angst
- Würgen, Speichelfluss, Schmerzen
- Ziehendes Geräusch beim Atmen
- Stärkste Atemnot
- Bewusstlosigkeit, Atem-, Herzstillstand

Maßnahmen:
- Das Kind beruhigen.
- Vorsichtige Mundkontrolle: Fremdkörper soweit sichtbar entfernen.
- Frühzeitig den Notruf (112) machen.
- Wenn das Kind ausreichend atmet und hustet, führen Sie nur allgemeine Maßnahmen bei Atemnot ▸ siehe Seite 25 durch, bis der Notarzt kommt!

Folgende Maßnahmen nur, wenn das Kind keine Luft bekommt und das Husten ineffektiv erscheint! Immer wieder den Erfolg der Handlungen überprüfen!

- Bei herunterhängendem Oberkörper 5-mal zwischen die Schulterblätter klopfen ▸ siehe Abbildung links Seite 29.

Kein Erfolg, dann beim Säugling:
- 5-mal Brustkorbkompression in Oberkörpertieflage ▸ siehe Abbildung rechts Seite 29.
- Immer wieder Mundkontrolle.
- Wird das Kind bewusstlos, so beginnen Sie mit der Herz-Lungen-Wiederbelebung ▸ siehe Seite 86.

Beim Kind über 1 Jahr, solange es noch bei Bewusstsein ist:
- 5-mal Brustkorbkompression in Oberkörpertieflage ▸ siehe Abbildung rechts Seite 29.
- Ist dies nicht effektiv: 5 Oberbauchkompressionen (Heimlich-Handgriff ▸ siehe Abbildung Seite 30).
- Wird das Kind bewusstlos, beginnen Sie auch hier mit der Herz-Lungen-Wiederbelebung ▸ siehe Seite 86.

können schnell zu einem allergischen Schock ▶ siehe **Seite 59** mit Bewusstlosigkeit, Kreislauf- und Atemstillstand führen.

RICHTIG HANDELN

Bewahren Sie Ruhe, beruhigen Sie Ihr Kind und orientieren Sie sich an den Maßnahmen bei Atemnot ▶ siehe **Kasten Seite 26**. Rufen Sie möglichst schnell einen Notarzt. Falls sich das Insekt noch im Mund befindet, veranlassen Sie das Kind, es auszuspucken.

Atemnot bei Kehldeckelentzündung

Haupterreger der eitrigen Kehldeckelentzündung (Epiglottitis) ist Haemophilus influenzae B, der auch eine schwere Gehirn-

WICHTIG

MASSNAHMEN BEI ATEMNOT DURCH INSEKTENSTICH
- Rascher Notruf (112).
- Allgemeine Maßnahmen bei Atemnot ▶ siehe **Seite 25**.
- Wenn nötig: lebensrettende Sofortmaßnahmen ▶ siehe **ab Seite 79**.
- Eiswürfel lutschen lassen, kalte Tücher um den Hals legen.
- Falls vorhanden, ein Cortisonzäpfchen geben (wie es beim Pseudokruppanfall verwendet wird).

hautentzündung verursacht. Sie können Ihr Kind mit einer HiB-Impfung vor beiden Erkrankungen schützen.

Die Epiglottitis ist eine seltene Erkrankung. Der Kehldeckel, der beim Schluckvorgang den Kehlkopf verschließt, schwillt dabei an und verengt die oberen Atemwege lebensbedrohlich. Vor allem Kleinkinder zwischen zwei und fünf Jahren sind betroffen. Häufig haben sie plötzlich hohes Fieber, wirken schwerkrank und haben starke Halsschmerzen, vor allem beim Schlucken. Die Sprache ist kloßig, aus dem Mundwinkel läuft Speichel. Dann treten Atemnot, Einziehungen und ziehende Geräusche beim Einatmen auf. Die Atemnot nimmt rasch zu, das ängstliche Kind sitzt scheinbar ruhig da und ringt mit offenem Mund nach Luft. Es kann rasch zu Bewusstlosigkeit, Atem- und Herz-Kreislauf-Stillstand kommen.

RICHTIG HANDELN

Am wichtigsten ist der sofortige Notruf (112). Vermeiden Sie alles, wodurch sich das Kind weiter aufregen könnte.

Atemnot bei Pseudokrupp

An Pseudokrupp erkranken vor allem ältere Säuglinge und Kleinkinder. Pseudokruppanfälle treten oft im Herbst und Winter auf, besonders bei kalter, trockener Witterung. Meist liegt eine Viruserkrankung, seltener eine allergische Reaktion zugrunde, die zum Beispiel durch Luftschadstoffe, vor allem Nikotin, verschlimmert werden kann. Bakteri-elle Pseudokruppanfälle können nach Ma-sern oder anderen komplizierteren Infek-tionskrankheiten auftreten, verlaufen oft sehr schwer und ähneln einer eitrigen Kehl-deckelentzündung ▸ siehe Seite 32.

PSEUDOKRUPP ERKENNEN

Pseudokrupp ist eine Entzündung im Be-reich des Kehlkopfes und der oberen Luft-röhre, die häufig mit Erkältungszeichen und Fieber beginnt. Manchmal tritt plötzlich der charakteristische Bellhusten auf, gefolgt von Atemnot, oder es ist ein lautes, ziehendes Geräusch beim Einatmen zu hören. Jeder Anfall verläuft unterschiedlich schwer, ist nicht einzuschätzen und kann in seltenen Fällen zu Bewusstlosigkeit und Atemstill-stand führen.

RICHTIG HANDELN

Am wichtigsten ist es, das Kind zu beruhi-gen. Halten Sie es zu ruhigem, tiefem Durchatmen an. Am besten gehen Sie mit ihm ans offene Fenster und lassen es frische, kühle Luft einatmen. Nimmt dabei jedoch der Hustenreiz zu, lassen Sie das Kind besser feuchte Luft einatmen: Hängen Sie feuchte Tücher auf, drehen Sie die kalte Dusche auf oder lassen Sie Wasser auf dem Herd ver-dampfen. Das alles können Sie auch vorbeu-gend tun. Halten Sie das Kind wegen der Gefahr einer Verbrühung aber in einem ge-nügenden Abstand von kochendem Wasser.

Falls Sie einen elektrischen Vernebler zu Hause haben, so lassen Sie Ihr Kind mit me-dizinischer Kochsalzlösung inhalieren. Bei leichtem Pseudokrupp im Anfangsstadi-um – und wenn das Krankheitsbild bereits bekannt ist – können Sie Ihrem Kind einen pflanzlichen Hustensaft geben. Außerdem sollte es reichlich trinken, damit sich der Schleim löst und der Hustenreiz verringert

WICHTIG

KEHLDECKELENTZÜNDUNG ERKEN-NEN UND RICHTIG HANDELN
Symptome:
- Hohes Fieber, Kind ist schwerkrank
- Schluckbeschwerden, Speicheln
- Kloßige Sprache
- Hörbar ziehendes Geräusch beim Einatmen
- Einziehungen beim Einatmen
- Schwerste Atemnot, das Kind hat Erstickungsangst

Maßnahmen:
- Unbedingt sofortiger Notruf (112)!
- Alle Aufregung vermeiden.
- Bis der Notarzt kommt: allgemeine Maßnahmen bei Atemnot ▸ siehe Seite 25.
- Wenn nötig: Atemspende und Herz-Lungen-Wiederbelebung ▸ sie-he Seite 86.

wird. Verständigen Sie auf jeden Fall den Hausarzt. Bei schweren Pseudokruppanfällen – oder wenn Sie sich unsicher fühlen – rufen Sie den Notarzt. Wurde bei früheren Anfällen Cortison verschrieben, geben Sie dem Kind möglichst rasch ein Zäpfchen.

WICHTIG

PSEUDOKRUPP ERKENNEN UND RICHTIG HANDELN

Symptome:

- Anfangs tritt oft Heiserkeit, Schnupfen, Fieber und Husten auf.
- Typisch ist ein bellender Husten.
- Beim Einatmen ist ein ziehendes, pfeifendes Geräusch hörbar (Stridor).
- Atemnot und Einziehungen treten nur bei Aufregung auf.

Bei schwerem Pseudokruppanfall außerdem noch:

- Atemnot und Einziehungen auch in Ruhe.
- Das Kind ist unruhig und ängstlich.

Bei Pseudokrupp mit Erstickungsgefahr außerdem:

- Hochgradige Atemnot und Erstickungsangst.
- Ziehendes, pfeifendes Geräusch beim Ein- und Ausatmen (Stridor).
- Blässe, die Haut ist bläulich, gräulich verfärbt.
- Kind wirkt zunehmend erschöpft, wird scheinbar ruhiger: Es besteht akute Lebensgefahr!
- Bewusstlosigkeit, Atemstillstand.

Maßnahmen:

- Ruhe bewahren, Kind beruhigen.
- Allgemeine Maßnahmen bei Atemnot ▸ siehe Seite 25 durchführen.
- Frische Kaltluft oder angefeuchtete Luft einatmen lassen.

Bei einem leichten Pseudokruppanfall zusätzlich:

- Eventuell einen pflanzlichen Hustensaft geben.
- Auf ausreichende Flüssigkeitszufuhr achten.
- Falls vorhanden: Cortisonzäpfchen (Predniso(lo)n 100 mg) verabreichen.
- Arztruf machen.

Bei einem schweren Pseudokruppanfall zusätzlich:

- Notruf (112) machen.
- Falls vorhanden: Cortisonzäpfchen (Predniso(lo)n 100 mg) verabreichen.

Bei lebensbedrohlichem Pseudokrupp:

- Notruf (112) machen. Falls vorhanden: Cortisonzäpfchen verabreichen.
- Herz-Lungen-Wiederbelebung, wenn nötig ▸ siehe Seite 86.

Bauchschmerzen

Bauchschmerzen sind im Kindesalter keine Erkrankung, sondern ein Symptom. Für den Ersthelfer ist es wichtig, die Gefährlichkeit der Bauchschmerzen richtig zu beurteilen: Wenn zusätzlich Schocksymptome ▸ siehe Seite 59 auftreten, handelt es sich um eine lebensgefährliche Situation.

Wenn Eltern ihr Kind mit Bauchschmerzen zum Arzt bringen, werden diese meist durch Blähungen (vor allem bei Säuglingen), eine Darmgrippe, Verstopfung oder einen Harn-wegsinfekt (vor allem bei Mädchen) verursacht. Oft lässt sich keine eindeutige Ursache finden: Die Kinder haben vielleicht »etwas Falsches« gegessen oder das Bauchweh hat psychische Gründe. Abhängig von den äußeren Umständen muss man an eine Verletzung innerer Organe (zum Beispiel nach einem Fahrradsturz) denken. Vor allem bei zusätzlicher Bewusstseinstrübung kann auch eine Vergiftung ▸ siehe Seite 68 vorliegen. Ein verschluckter Fremdkörper ▸ siehe Seite 30 kann ebenfalls Bauchschmerzen hervorrufen. Eine Blinddarmentzündung (Ap-

WICHTIG

ALARMZEICHEN BEI BAUCHSCHMERZEN

Beobachten Sie bei Ihrem Kind zusätzlich folgende Beschwerden oder fühlen Sie sich unsicher, rufen Sie einen Arzt oder den Notarzt!

- Die Schmerzen beginnen plötzlich und werden immer schlimmer
- Abwehrspannung der Bauchdecke
- Erschütterungsschmerz
- Erbrechen
- Schwere Durchfälle
- Auffälliges Windverhalten
- Auffälliger Stuhl: Blutauflagerungen oder Teerstuhl
- Fieber
- Schlechter Allgemeinzustand
- Schocksymptome ▸ siehe Seite 59
- Hinweise auf mögliche Vergiftung, Verätzung oder Verletzung

Wenn die genannten Symptome auftreten, können folgende Erkrankungen die Bauchschmerzen ausgelöst haben:

- Blinddarmentzündung ▸ siehe Seite 36
- Innere Verletzungen
- Verschluckter Fremdkörper ▸ siehe Seite 29 und 30
- Darmverschluss oder Darmverschlingung ▸ siehe Seite 36
- Vergiftung ▸ siehe Seite 68
- Andere Erkrankungen (Scharlach, Mittelohr- oder Lungenentzündung)

pendizitis) oder eine Darmeinstülpung (Invagination) erfordert ein baldiges Eingreifen und kann nur von einem Arzt sicher ausgeschlossen werden.

Auch Scharlach sowie eine Mittelohr- oder Lungenentzündung können von so starken Bauchschmerzen begleitet werden, dass die eigentliche Erkrankung beinahe übersehen wird. Lassen Sie Ihr Kind daher unbedingt gründlich untersuchen, um schwerwiegendere Ursachen für die Schmerzen auszuschließen ▸ siehe Seite 35.

RICHTIG HANDELN

Sorgen Sie zunächst für eine entspannte Lagerung: Gut eignen sich die Seitenlage mit angewinkelten Beinen ▸ siehe Abbildung links Seite 37 oder die Rückenlage mit einer Knierolle ▸ siehe Abbildung rechts Seite 37 – aber das Kind bestimmt selbst, welche Lage ihm am angenehmsten ist.

Bei starken Bauchschmerzen oder in einer dringlichen oder lebensbedrohlichen Situation sollte das Kind nichts zu essen oder zu trinken bekommen, bis der Arzt über das weitere Vorgehen entschieden hat. Schmerzmittel sollten Sie nur nach Rücksprache mit dem Arzt geben, damit eine eventuelle Verschlechterung frühzeitig bemerkt wird. Je jünger das Kind ist, umso schneller sollten Sie einen Arzt hinzuziehen, da die Aussagen des Kindes oft nur schwer einzuschätzen sind und sich der Zustand rasch verschlechtern kann.

WICHTIG

MASSNAHMEN BEI BAUCHWEH

- Entspannte Lagerung wählen ▸ siehe Abbildungen Seite 37.
- Vorsicht mit Essen und Trinken (das Kind möglichst nüchtern lassen, bis ein Arzt es untersucht hat; bei Durst nur klare Flüssigkeit geben, zum Beispiel Tee oder Wasser, keine Säfte)!
- Medikamente nur nach Rücksprache mit dem Arzt geben.
- Je kleiner das Kind ist, umso früher sollten Sie einen Arzt rufen.
- Das Kind genau beobachten: Vor allem auf Schockzeichen ▸ siehe Seite 59 achten.

Blinddarmentzündung

Bei dieser Erkrankung entzündet sich der am Blinddarm hängende Wurmfortsatz. Eine Blinddarmentzündung ist schwer zu erkennen: Es gibt keine Symptome, die eine sichere Diagnose erlauben! Häufig hat das Kind starke Bauchschmerzen, die zum rechten Unterbauch wandern.

Darmverschlingung

Eine Darmverschlingung tritt vor allem bei Säuglingen oder Kleinkindern auf. Meist stülpt sich ein Teil des Dünndarms in den

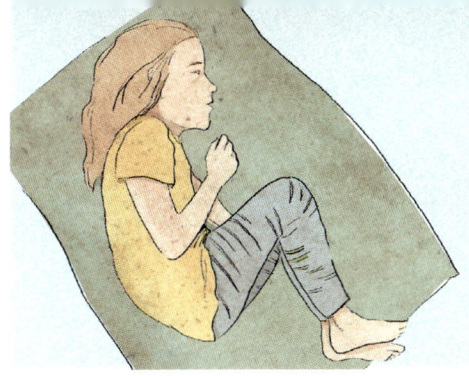

Bei starken Bauchschmerzen wirkt die ge-
krümmte Seitenlage oft schmerzlindernd.

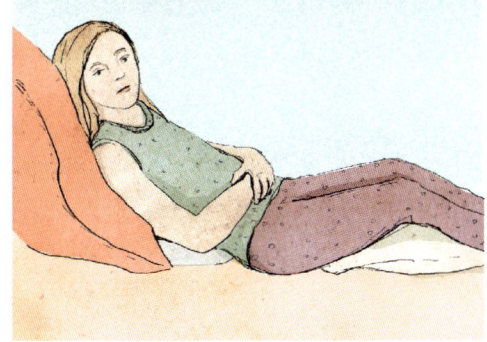

Auch die Rückenlage mit einem Kissen unter
den Beinen wirkt häufig entspannend.

nachfolgenden Darmabschnitt und schwillt
an. Das Kind leidet unter starken, krampfar-
tigen Schmerzen. Bringen Sie es unbedingt

ins Krankenhaus oder rufen Sie einen Arzt:
Nur eine Ultraschalluntersuchung des Bauches kann diese Diagnose sichern!

WICHTIG

**BLINDDARMENTZÜNDUNG ERKEN-
NEN UND RICHTIG HANDELN**

Symptome:
- Starke Bauchschmerzen, die häufig
  zum rechten Unterbauch ziehen
- Angespannte Bauchdecke
- Erschütterungsschmerz
- Erbrechen, Durchfall, Fieber
- Schlechter Allgemeinzustand

Maßnahmen:
- Wenn diese Symptome vorliegen,
  lassen Sie Ihr Kind möglichst nüchtern, denn vor einer eventuell notwendigen Operation sollte sein
  Magen leer sein.
- Bringen Sie Ihr Kind zu einem Arzt.

WICHTIG

**DARMVERSCHLINGUNG ERKENNEN
UND RICHTIG HANDELN**

Symptome:
- Tritt häufig im Anschluss an starke
  Durchfallerkrankungen auf
- Erbrechen
- Heftige, intermittierende (wieder-
  kehrende), kolikartige Bauch-
  schmerzen
- Blutauflagerungen auf dem Stuhl
- Schlechter Allgemeinzustand

Maßnahmen:
- Lassen Sie das Kind nüchtern und
  stellen Sie es einem Arzt vor! Wenn
  es zu einem Darmverschluss
  kommt, besteht Lebensgefahr!

Blutungen

Kleinere Wunden tragen Kinder immer wieder einmal davon. Eine bedrohliche Blutung erkennen Sie an der Blutmenge, die das Kind verliert, und daran, dass sich sein Zustand rasch verschlechtert. Oft kommt es zum Schock ▸ siehe Seite 59. Bei jeder bedrohlichen äußeren oder inneren Blutung besteht die Gefahr des Verblutens. Je jünger das Kind ist, desto größer ist dieses Risiko: Während ein Erwachsener sechs bis sieben Liter Blut zur Verfügung hat, hat ein einjähriges Kind nur 1 bis 1,5 Liter Blut – ein Neugeborenes sogar nur 300 Milliliter!

Richtig handeln

- Jede äußere Blutung lässt sich durch genügend starken Druck auf die Blutungsquelle stillen. Notfalls müssen Sie als Ersthelfer tief in eine Wunde hineindrücken. Die Blutung zu stoppen ist vorrangig, dabei muss auch eine Infektion riskiert werden.
- Da jede starke Blutung zum Schock führen kann, müssen Sie nach der Blutstillung sofort Maßnahmen zur Schockbekämpfung ▸ siehe Seite 59 durchführen.
- Bei bedrohlichen Blutungen rufen Sie schnellstmöglich den Notarzt, da nur er frühzeitig einen Teil der verlorenen Flüssigkeit ersetzen kann.

WICHTIG

BLUTUNGEN ERKENNEN UND RICHTIG HANDELN

Symptome:
- Die Wunde blutet stark spritzend oder fließend.
- Blutflecken in der Kleidung zeichnen sich ab und vergrößern sich.
- Blut tropft von der Kleidung.
- Blässe, Unruhe oder Benommenheit
- Schockzeichen ▸ siehe Seite 59

Maßnahmen:
Blutung an Kopf oder Rumpf
- Keimfreie Wundauflage direkt auf Blutung pressen.
- Wenn möglich, Druckverband anlegen.

- Bei Kopfverletzungen den Kopf erhöht lagern (außer bei Bewusstlosigkeit, dann Maßnahmen ▸ siehe Seite 83).

Blutung an Arm oder Bein
- Extremität hochlagern oder -halten.
- Zuführendes Blutgefäß abdrücken (2. Helfer).
- Druckverband anlegen.
- Abbinden nur in Ausnahmefällen!

Nach Erstversorgung der Wunde:
- Notruf (112) machen.
- Maßnahmen zur Schockvorbeugung ▸ siehe Seite 59 durchführen.

- Starke Blutungen an Kopf oder Rumpf bedecken Sie zunächst mit einer keimfreien Wundauflage. Dann legen Sie einen Druckverband an ▶ siehe Seite 74.

Bei Blutungen an Armen oder Beinen sind außerdem folgende Maßnahmen möglich:

- Halten Sie den betroffenen Körperteil hoch: Die Blutung lässt nach, sobald die Blutungsstelle höher als das Herz liegt.
- Legen Sie mit einem Dreiecktuch einen Druckverband an. Mithilfe eines elastischen Druckpolsters (etwa einem geschlossenen Verbandspäckchen) wird der Druck auf die Wundränder verstärkt und die Blutung gestoppt. Blutet der Druckverband durch, legen Sie ein weiteres Druckpolster auf oder drücken mit der Hand das vorhandene fest. Lässt sich kein Druckverband anlegen, müssen Sie das Polster mit der Hand fest auf die Wunde pressen, bis der Notarzt kommt.
- Sind zwei Helfer da, kann einer die zur Wunde führende Schlagader abdrücken, während der andere den Druckverband anlegt. Achtung: Das Abdrücken erst beenden, wenn der Druckverband fertig ist!
- Abbinden ist nur bei lebensbedrohlichen Blutungen, etwa bei einer großflächig zerfetzten Wunde oder einem Fremdkörper im Wundgebiet, erlaubt. Der abgebundene Körperteil kann stark geschädigt werden. Nur ein Arzt darf die Abbindung lösen, da es zu einem schweren Schockzustand kommen kann. Falls Sie wirklich abbinden müssen: Nur in der Mitte von Oberarm oder Oberschenkel mit einem zu einer 5 cm breiten Krawatte gefalteten Dreieckstuch. Uhrzeit vermerken!

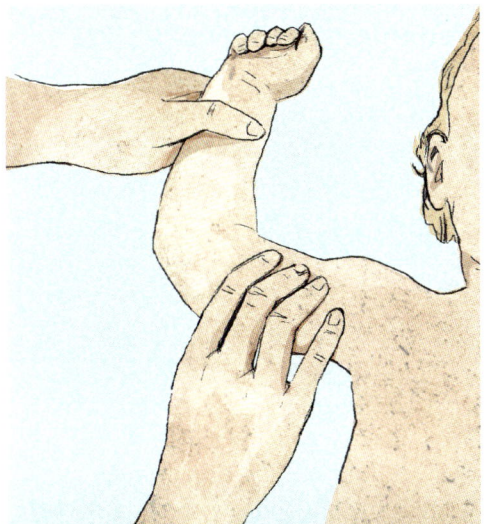

Um Blutungen am Arm zu stoppen, können Sie die Schlagader am Oberarm abdrücken.

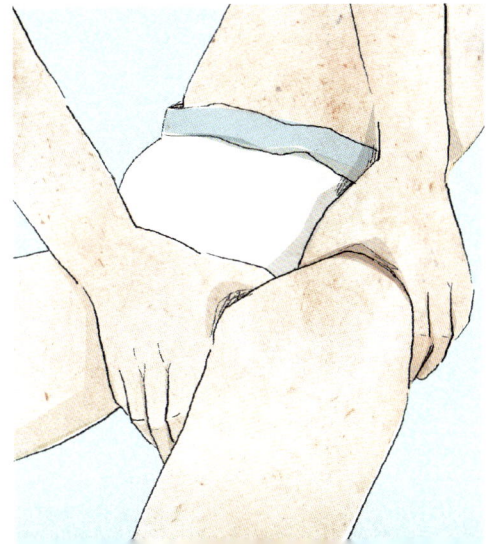

Mit diesem Griff können Sie bei Blutungen am Bein die Oberschenkelschlagader abdrücken.

Durchfall

Durchfälle werden meist von Ernährungsfehlern, Darminfekten oder Allgemeininfektionen verursacht. Auch eine Vergiftung, die Einnahme von Antibiotika, eine Blinddarmentzündung oder eine Darmverschlingung können schwere Durchfälle hervorrufen.

Gefahren bei Durchfall

Im Säuglings- und frühen Kleinkindalter können Durchfallerkrankungen, vor allem wenn sie gleichzeitig mit Erbrechen und hohem Fieber auftreten, lebensbedrohlich sein. In diesem Alter können rasch schwere Flüssigkeits- und Salzverluste im Körper auftreten. Man bezeichnet dieses Krankheitsbild als Säuglingstoxikose. Anfangs besteht ein vermehrtes Durstgefühl, Haut und Schleimhäute werden immer trockener. Wenn man die Haut vorsichtig zwischen die Finger nimmt, bleibt sie in Falten stehen. Das Körpergewicht sinkt, die Urinmenge nimmt ab und das Kind verspürt in der Regel keinen

WICHTIG

DURCHFALL ERKENNEN UND RICHTIG HANDELN

Die häufigsten Ursachen:
- Erkrankungen im Bauchraum (Darminfekt oder Blinddarmentzündung ▸ siehe Seite 36)
- Allgemeininfektion (wie grippale Infekte, Mittelohrentzündung)
- Medikamente (meist Antibiotika)
- Darmverschlingung ▸ siehe Seite 36

Alarmzeichen bei Durchfall:
- Trockene Haut und Schleimhäute
- Tiefliegende Augen
- Bei Babys: Eingefallene Fontanelle
- Gewichtsverlust
- Mangelnde Urinausscheidung
- Schläfrigkeit, Teilnahmslosigkeit
- Kein Durst

- Schockzeichen ▸ siehe Seite 59
- Bewusstseinstrübung, Krämpfe ▸ siehe Seite 54
- Atemstillstand, Versagen des Herz-Kreislauf-Systems

Maßnahmen:
- Auf Flüssigkeitszufuhr achten.
- Medikamente nach ärztlicher Anweisung geben.
- Je kleiner das Kind ist, desto früher sollte ein Arzt konsultiert werden. Bei Säuglingen besteht innerhalb von Stunden Lebensgefahr!
- Bei Verschlechterung oder Schocksymptomen ▸ siehe Seite 59: Arzt rufen.
- Nahrungsaufbau mit Arzt absprechen.

Durst mehr. Beim Säugling ist die Fontanelle eingesunken, die Augen fallen ein. Wird der Flüssigkeitsmangel nicht umgehend bekämpft, treten Schockzeichen auf (blasse, kalte, marmorierte Haut, zu schneller oder zu langsamer Puls, Unruhe). Schließlich kommt es zu Bewusstseinsstörungen, Krämpfen, Atemstillstand und Herz-Kreislauf-Versagen.

Richtig handeln

Starke Durchfälle müssen ärztlich behandelt werden. Je jünger das Kind ist, umso früher sollten Sie einen Arzt hinzuziehen, da der Flüssigkeits- und Salzverlust zu einem bedrohlichen Schock führen kann.

- Achten Sie unbedingt auf eine ausreichende Flüssigkeitszufuhr: Ein Säugling oder Kleinkind sollte pro Stunde mindestens acht bis zehn Milliliter Flüssigkeit pro Kilogramm Körpergewicht trinken: Lassen Sie das Kind nicht nur Tee trinken – der enthält keine Salze. Geben Sie ihm ein Glukose-Elektrolyt-Gemisch (aus der Apotheke). Bei älteren Kindern können Sie bei leichten bis mittelschweren Durchfällen die verloren gegangenen Stoffe durch gesüßten Tee und Suppe ersetzen.
- Den weiteren Nahrungsaufbau sprechen Sie mit Ihrem Arzt ab.
- Medikamente gegen Durchfall geben Sie nur nach Rücksprache mit dem Arzt.
- Es gibt zwei große Gruppen an Medikamenten für akute Durchfallerkrankungen. Zum einen sogenannte Adsorbentien, die Giftstoffe binden können, wie Kohle oder verschiedene Pektine – bitte nicht bei fieberhaften Durchfallerkrankungen geben. Eine ähnliche Wirkung erzielen Sie übrigens, wenn Sie dem Kind etwas geriebenen Apfel geben (bitte erst braun werden lassen).
- Die zweite Medikamentengruppe gegen Durchfall sind Mittel, die die Darmbewegung dämpfen. Meist ist Loperamid ein Inhaltsstoff. Diese Medikamente sollten Kindern nur nach Rücksprache mit dem Arzt gegeben werden (Gefahr eines Darmverschlusses).
- Verschlechtert sich der Zustand oder zeigt das Kind Symptome eines Flüssigkeitsmangels, müssen Sie es umgehend in eine Klinik bringen, damit es mit Infusionen versorgt werden kann.

Elektrounfälle

Die meisten Elektrounfälle passieren mit Haushaltsstrom (220 Volt). Nach dem Unfall ist das Kind oft noch mit der Stromquelle verbunden oder liegt unmittelbar daneben. Es sind Verbrennungen an der Ein- und Austrittsstelle des Stromes zu sehen, sogenannte Strommarken. Häufig hat das Kind einen Schock ▸ siehe Seite 59. Es kann zu Bewusstlosigkeit, Atem- oder Herz-Kreislauf-Stillstand ▸ siehe Seite 81 kommen.

Richtig handeln

Achten Sie nach Elektrounfällen unbedingt auf Eigenschutz: Bei Unfällen im Haus unterbrechen Sie zuerst den Stromkreis, indem Sie die Sicherung ausschalten. Oder Sie schieben das Kind mit einem nichtleitenden Gegenstand vorsichtig von der Stromquelle weg. Selten verunglücken Kinder mit Hochspannungsstrom, etwa wenn sie auf Strommasten klettern, Drachen steigen lassen oder von einem Blitz getroffen werden. Bei Hochspannungsunfällen dürfen Sie auf keinen Fall zum verletzten Kind laufen, um nicht selbst zu verunglücken! Halten Sie einen Sicherheitsabstand von mindestens 10 bis 18 Metern und sorgen Sie durch einen Notruf dafür, dass das Elektrizitätswerk den Strom abschaltet. Die Rettung darf nur durch Fachpersonal erfolgen.

Erbrechen

Erbrechen ist keine Erkrankung, sondern ein alarmierendes Symptom. Es muss deshalb immer auch nach weiteren Warnzeichen gesucht werden.

Mögliche Ursachen

Erkrankungen des Bauches wie Blinddarmentzündung oder Darmverschluss ▸ siehe Seite 36 sowie Allgemeininfektionen wie Keuchhusten oder Mittelohrentzündung können Erbrechen auslösen. Ebenso Vergiftungen ▸ siehe Seite 68 oder die Einnahme bestimmter Medikamente.
Möglicherweise liegt auch eine Erkrankung des Gehirns zugrunde (wie Kopfverletzungen ▸ siehe ab Seite 51, Hirnhautentzündung, Migräne). Auch die Reisekrankheit, starke Erregung oder Angst können zu Erbrechen führen.

Richtig handeln

- Bleiben Sie selbst ruhig und beruhigen Sie Ihr Kind. Sorgen Sie dafür, dass es entspannt liegt ▸ siehe Abbildungen Seite 37. Das Kind sollte leichte Kost bekommen, anfangs nur etwas Tee oder Wasser.
- Je jünger das Kind ist, umso früher sollten Sie einen Arzt hinzuziehen, da starker Flüssigkeits- und Salzverlust droht ▸ siehe Seite 40. Ist die Ursache des Erbrechens unklar, fragen Sie ebenfalls einen Arzt. Medikamente gegen Erbrechen geben Sie nur nach ärztlicher Anweisung, da sie oft starke Nebenwirkungen haben.

WICHTIG

ERBRECHEN BEURTEILEN UND RICHTIG HANDELN

Symptome:
- Gleichzeitige starke Bauchschmerzen
- Anhaltendes Erbrechen
- Galliges Erbrechen (grün) oder Koterbrechen (Notarzt rufen!)
- Blutiges Erbrechen
- Bewusstseinstrübung (oft bei Vergiftung ▸ siehe Seite 68 oder starkem Flüssigkeitsverlust)
- Schockzeichen ▸ siehe Seite 59

Maßnahmen:
- Entspannte Lagerung.
- Vorsicht mit Essen und Trinken!
- Medikamente nur geben, wenn sie vom Arzt verordnet wurden.
- Je kleiner das Kind ist, desto früher sollten Sie einen Arzt hinzuziehen ▸ siehe auch Seite 40 Durchfall!
- Verschlechtert sich der Zustand, müssen Sie den Notarzt rufen!

Erfrierungen und Unterkühlung

Kinder haben im Verhältnis zu ihrem Gewicht eine viel größere Körperoberfläche als Erwachsene und können ihre Körpertemperatur deshalb weniger gut regulieren. Insbesondere bei feuchter Witterung und nasser Kleidung kühlt der Körper rasch aus. Von einer Unterkühlung spricht man, wenn die Körpertemperatur unter 34 °C absinkt, von Erfrierungen, wenn Körperteile durch Kälte geschädigt werden.

WICHTIG

MASSNAHMEN BEI UNTERKÜHLUNG
- Stadium I (Frieren, Gänsehaut, blaue Lippen): Langsam aufwärmen (nasse Kleidung ausziehen, in warme Decken wickeln, in eine warme Umgebung bringen, warme Getränke geben).
- Ab Stadium II (Schläfrigkeit): Keine Aufwärmversuche unternehmen, nicht aktiv erwärmen, weiteren Wärmeverlust durch Zudecken verhindern. Psychische Betreuung, Rettungsdienst rufen.
- Bei Stadium III (Bewusstlosigkeit): stabile Seitenlage, Wiederbelebung ▸ siehe Seite 81.

Um Kälteschäden vorzubeugen, kleiden Sie Ihr Kind stets der Witterung entsprechend und achten Sie darauf, dass es sich vor allem bei kaltem Wetter möglichst viel bewegt. Setzen Sie ein Kind nie unzureichend geschützt und bewegungslos der Kälte aus, etwa indem Sie ein Baby in einer Rückentrage zum Wintersport mitnehmen!

Kälteeinwirkung erkennen

Erfrierungen machen sich oft mit Hautverfärbungen bemerkbar: Die Haut an den erfrorenen Körperteilen ist blass oder bläulich. Wenn das Kind kalte Hände und Füße hat, kann das ein Hinweis auf eine Unterkühlung sein. Häufig verfärben sich die Lippen blau und die Haut wird grau. Ist auch der Bauch des Kindes kalt, kontrollieren Sie unbedingt die Körpertemperatur: Ist das Kind auffallend ruhig oder nicht mehr vollständig ansprechbar, kann das auf einen Unterkühlungsschock hinweisen. Das Kind könnte daraufhin bewusstlos werden!

Richtig handeln

Das Kind muss allmählich wieder erwärmt werden: Wickeln Sie es in warme Decken. Ist es bei Bewusstsein, können Sie ihm warme Getränke geben. Erwärmen Sie ein unterkühltes Kind auf keinen Fall zu schnell, etwa durch ein heißes Bad. Dadurch könnte es einen Kreislaufschock ▸ siehe Seite 59 erleiden! Bei starker Unterkühlung (ab Stadium II) oder schweren Erfrierungen rufen Sie den Rettungsdienst (112). Unternehmen Sie keine Aufwärmversuche, erhalten Sie die Wärme durch Zudecken und betreuen Sie das Kind. Bewegen Sie es möglichst wenig, da die Gefahr des »Bergungstodes« besteht. Wenn das passiert, fließt das kalte Blut aus den Extremitäten rasch in die wärmeren Körperstammbereiche und kühlt diese weiter ab. Es drohen Herzrhythmusstörungen und Herzstillstand.

Ertrinken

Für Säuglinge und kleine Kinder ist Wasser sehr gefährlich. Sie können bei jeder Wassertiefe ertrinken. Jeder fünfte tödliche Unfall bei Kindern unter vier Jahren entsteht durch Ertrinken. Beim Ertrinken ver-

TIPP

UNFÄLLEN MIT WASSER VORBEUGEN

- Lassen Sie Babys und Kleinkinder nie unbeaufsichtigt in der Badewanne.
- Lassen Sie ein kleines Kind nie allein im oder am Wasser spielen.
- Sichern Sie Regentonnen, Gartenteiche und Swimmingpools.
- Bringen Sie Ihrem Kind so früh wie möglich schwimmen bei.

WICHTIG

MASSNAHMEN BEI ERTRINKEN

- Notruf (112)
- Bei einer Rettung aus dem Wasser: Eigenschutz nicht vergessen!
- Wenn nötig, umgehend mit lebensrettenden Sofortmaßnahmen beginnen ▸ siehe Seite 80.
- Schockmaßnahmen durchführen.
- Wärme erhalten, bei Unterkühlung langsam erwärmen.
- Bringen Sie das Kind ins Krankenhaus, auch wenn es ihm scheinbar gut geht!

krampft sich oft zuerst die Kehlkopfmuskulatur, was das Atmen unmöglich macht. Mit zunehmendem Sauerstoffmangel löst sich der Krampf und das Wasser kann in die Lunge gelangen.

Richtig handeln

- Am wichtigsten ist die rasche Rettung des Ertrunkenen aus dem Wasser. Dabei müssen Sie auf ausreichenden Eigenschutz achten: Sind Sie ein sicherer Schwimmer? Denken Sie an Fremdsicherung bei Eisrettung oder starker Strömung!
- Ist der Ertrunkene bewusstlos, so kann eventuell bereits im Wasser mit der Atemspende begonnen werden.

- Verlieren Sie nach der Bergung keine Zeit mit dem Versuch, das Wasser aus der Lunge zu entfernen. Es muss umgehend mit lebensrettenden Sofortmaßnahmen begonnen werden ▸ siehe Seite 80.
- Geben Sie nicht auf! Auch wenn das verunglückte Kind längere Zeit im Wasser war, besteht eine Überlebenschance, da durch das kalte Wasser der Körper schnell abkühlt und so die Sauerstoffreserven länger vorhalten.
- Ist das Kind unterkühlt, darf es nur langsam unter ärztlicher Überwachung erwärmt werden ▸ siehe Seite 44.
- Bringen Sie das Kind zur Überwachung in die Klinik, auch wenn es sich nach Ihren Erstmaßnahmen wieder erholt hat. Noch Stunden später können schwere Atemstörungen, Bewusstlosigkeit und Kreislaufprobleme auftreten.

Fieber

Die menschliche Körpertemperatur ist in gesundem Zustand auf 36,0 bis 37,5 °C »eingestellt«. Durch äußere Einflüsse wie Hitze, Anstrengung oder zu geringe Flüssigkeitsaufnahme, aber auch durch innere Auslöser wie Infektionen oder Vergiftungen kann dieser Mechanismus beeinträchtigt werden: Die Körpertemperatur erhöht sich.
Fieber ist keine Krankheit, sondern eine natürliche Abwehrreaktion unseres Körpers gegen Infektionen und andere Störungen.

Wann Fieber gefährlich wird, hängt vom Zustand und vom Alter des Kindes ab. Vor allem bei Säuglingen und Kleinkindern kann bei hohem Fieber ein Krampfanfall ausgelöst werden ▸ siehe Seite 54.

Fieber erkennen

Häufig lassen Begleitzeichen wie Gänsehaut, Schüttelfrost, Frieren, kalte Hände oder auch ein hochroter Kopf und spürbare Überwärmung an Fieber denken. Darüber hinaus fühlt sich das erkrankte Kind meist sehr unwohl, ist quengelig, weint schnell oder ist sehr matt. Wenn Sie diese Symptome wahrnehmen, sollten Sie unbedingt die Temperatur kontrollieren.

Richtig Fieber messen

- Die Messung im Po liefert die zuverlässigsten Messwerte und ist deshalb vor allem bei Säuglingen und Kleinkindern zu empfehlen. Die Kinder sollen dabei ruhig liegen. Geben Sie eine dünne Cremeschicht auf das Thermometer, damit es gleitfähig wird, und führen Sie es etwa 1 bis 2 cm in den After ein.
- Ohrthermometer messen die Temperatur per Infrarotstrahl am Trommelfell und weisen ebenfalls eine gute Messgenauigkeit auf, die Messung ist deutlich schneller. Sie sind teurer und erfordern etwas Übung. Beachten Sie die Bedienungsanleitung. Haben Sie Zweifel, so kontrollieren Sie im anderen Ohr. Stimmen die Mess-

gebnisse überein, so ist der Wert wahrscheinlich verlässlich.

- Das Fiebermessen im Mund (unter der Zunge) oder unter der Achsel ist erst bei Kindern ab dem 6. Lebensjahr einigermaßen zuverlässig. Und auch dann nur, wenn das Kind kooperativ ist. Bei Messung in der Achselhöhle legen Sie das Thermometer so ein, dass das Depot in der Achselhöhle liegt. Die Werte liegen circa 0,5 °C unter den im Po gemessenen.
- Messgeräte wie Fieberschnuller sollten Sie nicht verwenden, da ihre Ergebnisse ungenau und wenig zuverlässig sind.
- Messen Sie Fieber grundsätzlich nur in einer entspannten und ruhigen Atmosphäre; auch das Kind selbst sollte zur Ruhe

gekommen sein. So vermeiden Sie verfälschte Werte.
- Verwenden Sie nur automatische digitale Thermometer: Die Messdauer beträgt damit nur ein bis zwei Minuten.
- Und so schätzen Sie die gemessenen Werte richtig ein (bei rektaler Messung):
36,0 bis 37,5 °C = normale Temperatur
37,6 bis 38,0 °C = erhöhte Temperatur
mehr als 38 °C = Fieber
mehr als 39 °C = hohes Fieber

Richtig handeln

Unabhängig von der Fieberursache sollten Sie bei Säuglingen und Kleinkindern immer versuchen, die Körpertemperatur auf 39 °C oder darunter zu senken, vor allem in den

WICHTIG

MASSNAHMEN BEI FIEBER

- Die Fieberursache feststellen.
- Temperatur regelmäßig kontrollieren.
- Physikalische Maßnahmen ▸ siehe Seite 48 durchführen.
- Ausreichende Flüssigkeitszufuhr.
- Fiebersenkende Medikamente, z. B. Paracetamol oder Ibuprofen, in altersangemessenen Dosen geben.

Rufen Sie den Arzt:
- wenn Sie sich unsicher fühlen.
- wenn die Fieberursache unklar ist.

- wenn das Fieber länger anhält und Sie es nicht senken können.
- bei Symptomen wie Ausschlag, Husten, Ohren- oder Bauchschmerzen.

Rufen Sie bitte sofort den Notarzt:
- wenn das Kind plötzlich apathisch wird, sein Zustand sich rasch verschlechtert, es schrill schreit, Krämpfe hat oder blaue Flecken bekommt.
- bei Bewusstseinstrübung oder Krampfanfall ▸ siehe Seite 54.

ersten zwei bis drei Tagen der Erkrankung. In dieser Phase ist das Risiko eines Fieberkrampfes besonders hoch.

- Versuchen Sie immer, das Fieber zuerst mit physikalischen Maßnahmen, zum Beispiel mit Wickeln und Waschungen, zu senken. Packen Sie das Kind nicht zu warm ein: Meist genügt ein Leinentuch zum Zudecken. Setzen Sie einem Säugling kein Mützchen auf, da es sonst zu einem Wärmestau kommen kann.
- Sorgen Sie dafür, dass das Kind Ruhe hat, und kontrollieren Sie die Temperatur jetzt ungefähr alle sechs Stunden.
- Säuglinge und Kleinkinder sollten bei hohem Fieber in den Wachphasen pro Stunde etwa 8 bis 10 Milliliter Flüssigkeit pro Kilogramm Körpergewicht bekommen. Sonst kann wegen des Flüssigkeitsmangels die Körpertemperatur weiter ansteigen. Geben Sie dem Kind Tee (zum Beispiel Holunder- oder Lindenblütentee) oder andere Getränke, die es mag. Ältere Kinder sollten bei hohem Fieber mindestens zwei Liter pro Tag trinken.

Bewährte Hausmittel

Physikalische Maßnahmen sollten Sie nur so lange durchführen, wie es dem Kind guttut. Kontrollieren Sie dabei immer wieder die Körpertemperatur und beenden Sie die Maßnahme spätestens, wenn das Fieber um 1 °C gesunken ist – sonst wird der Kreislauf des Kindes zu stark belastet.

LAUWARME WASCHUNGEN

Achtung: Wassertemperatur maximal 5 bis 10 °C unter Körpertemperatur!

- Sie brauchen: einen Topf mit handwarmem Wasser, einen Waschlappen.
- Reiben Sie das Kind zügig mit dem feuchten Waschlappen ab: erst rechte Hand, rechter Arm, dann linke Hand, linker Arm, danach kreisend zuerst die linke, dann die rechte Körperseite von oben nach unten, schließlich rechter Fuß, rechtes Bein von unten nach oben, dann linkes Bein ebenso. Die Waschung soll nicht länger als zwei Minuten dauern. Danach ziehen Sie dem Kind ohne es abzutrocknen den Schlafanzug an und legen es ins Bett.
- Sie können das alle 30 Minuten wiederholen, bis sich der Zustand des Kindes bessert – aber bitte nur, wenn das Kind mag.

WADENWICKEL (ERST BEI KINDERN ÜBER SECHS MONATEN ANWENDEN)

- Sie brauchen: zwei Leinen- oder Geschirrtücher, zwei Handtücher und ein Paar große Socken.
- Die Leinentücher mit lauwarmem Wasser (maximal 5 bis 10 °C unter der Körpertemperatur des Kindes) tränken, leicht auswringen, so um die Beine des Kindes legen, dass sie vom Knöchel bis zum Knie reichen. Die Handtücher darüberwickeln, dann die Socken anziehen.
- Den Wickel alle 10 bis 20 Minuten erneuern, bis das Fieber um 1 °C sinkt.

Medikamente gegen Fieber

Fiebersenkende Medikamente werden meist nach Alter und Gewicht des Kindes dosiert. Ohne Anweisung des Arztes sollten Sie nur ein Präparat geben. Gut fiebersenkend wirkt Paracetamol (10–15 mg pro Kilogramm Körpergewicht alle 6 Stunden) oder Ibuprofen (7,5 mg pro Kilogramm Körpergewicht alle 8 Stunden). Die Tageshöchstdosis für Paracetamol beträgt 75 mg pro Kilogramm Körpergewicht, höhere Dosen können schwere Leberschäden zur Folge haben. Bei einer versehentlichen Überdosierung rufen Sie unverzüglich den Notarzt. Auf keinen Fall dürfen Sie Fieber bei Kindern unter 12 Jahren mit Acetylsalicylsäure behandeln – es kann dabei zu schweren Nebenwirkungen kommen!

Knochenbrüche

Die kindlichen Knochen sind viel elastischer als die eines Erwachsenen. Aus diesem Grund können auch schwere innere Verletzungen, etwa an der Lunge, vorliegen, obwohl keine Rippe gebrochen ist. Der noch im Wachstum befindliche Organismus kann kleinere Fehlstellungen nach einem Bruch selbst ausgleichen. Die Knochenhaut ist noch sehr dick und fest, sodass sie manchmal bei einem Bruch nicht reißt (dann liegt ein sogenannter Grünholzbruch vor). Das

WICHTIG

SYMPTOME UND MASSNAHMEN BEI KNOCHENBRÜCHEN

- Abnorme Lage oder Beweglichkeit
- Bei offenem Bruch: Blutung, eventuell sind Knochenenden sichtbar.
- Bewegungseinschränkung
- Schwellung, Schmerz, Schonhaltung

Maßnahmen:
- Vorhandene Wunden steril abdecken.
- Durchblutung, Beweglichkeit und Schmerzempfinden kontrollieren.
- Kind möglichst wenig bewegen.
- Verletztes Körperteil wenn möglich ruhigstellen (Lagerung/Schienen).

- Schockvorbeugung oder Schockbekämpfung ▶ siehe Seite 59.
- Bewusstseinskontrolle ▶ siehe Seite 83
- Lebensrettende Maßnahmen ▶ siehe ab Seite 79.
- Notruf (112) machen.
- Kind beruhigen.

Achtung:
- Nicht versuchen, Brüche einzurenken!
- Nichts zu essen und zu trinken geben (falls eine Operation mit Narkose notwendig ist)!

beschleunigt die Bruchheilung bei Kindern. Deshalb müssen im Kindesalter viele Brüche nur unter Narkose eingerichtet und mit einem Gipsverband versorgt werden, bei denen beim Erwachsenen eine operative Behandlung unumgänglich ist.

Mögliche Risiken

Bei allen Brüchen im Kindesalter droht wegen der starken Schmerzen ein Schock ▸ siehe Seite 59. Zusätzlich können Verletzungen von Organen, Gefäßen (Oberschenkelbruch) oder Nerven (Ellbogen- oder Wirbelbrüche) auftreten. Bei Brüchen der großen Röhrenknochen (Oberarm oder Oberschenkel) oder des Beckens kann ein

Stellen Sie den verletzten Körperteil ruhig, beispielsweise mit einem solchen Dreiecktuch.

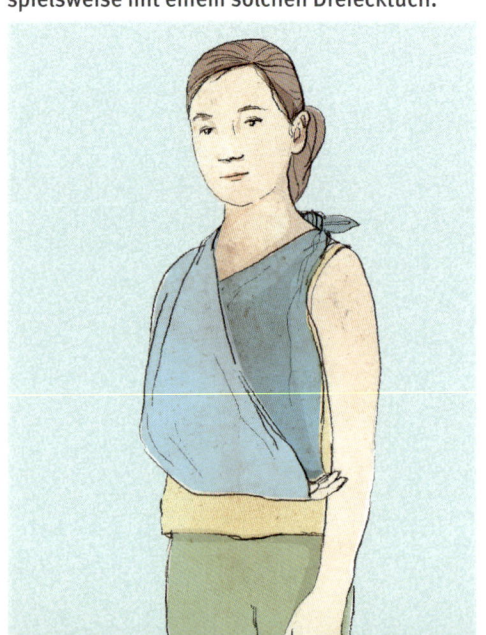

erheblicher Blutverlust erfolgen. Bei offenen Brüchen besteht außerdem Infektionsgefahr.

Knochenbrüche erkennen

Anzeichen für einen Knochenbruch sind eine unnatürliche Lage oder Beweglichkeit der verletzten Körperregion, sichtbare Knochenenden oder eine Stufenbildung im Bruchbereich. Der verletzte Körperteil schmerzt, ist geschwollen oder nicht beweglich und belastbar wie sonst. Knochenbrüche sind oft schwer von Verstauchungen und Prellungen zu unterscheiden. Klingen die Schmerzen nach 24 Stunden nicht ab, muss geröntgt werden, um einen Bruch auszuschließen. Der Verdacht auf einen Bruch der Wirbelsäule oder des Beckens ergibt sich meist aus der Unfallsituation (Sturz von Leiter oder Pferd auf eine Kante). Häufig hat das Kind Schmerzen und eine Schwellung im Wirbelsäulenbereich. Eventuell geht unwillkürlich Urin oder Stuhl ab oder die Beine sind gefühllos.

Richtig handeln

• Gehen Sie wie bei jedem anderen Notfall vor: Ist das Kind bewusstlos, müssen Sie zuerst lebensrettende Sofortmaßnahmen ▸ siehe Seite 80 ergreifen und den Notarzt rufen. Ist das Kind ansprechbar, müssen Sie den Unfallhergang erfragen, um wichtige Rückschlüsse auf mögliche Verletzungen (Wirbelverletzungen, Kopfverletzungen) ziehen zu können.

- Bei schwereren Unfällen sollte das Kind möglichst wenig bewegt werden, falls das nicht wegen einer anderen Gefährdung unbedingt nötig ist (stark befahrene Straße, Bewusstlosigkeit).
- Lagern Sie das Kind so, dass es möglichst wenig Schmerzen hat. Es müssen immer die zwei Gelenke ruhiggestellt werden, die der Bruchstelle am nächsten liegen (bei einem Unterarmbruch Handgelenk und Ellbogen ▸ siehe Abbildung Seite 50.)
- Überprüfen Sie Temperatur, Puls sowie Beweglichkeit und Schmerzempfinden jenseits der Bruchstelle (bei einem Ellbogenbruch Hand und Finger) – das ist für die weitere Versorgung hilfreich.
- Beugen Sie einem Schock vor, indem Sie das Kind beruhigen, die Beine hochlagern (aber nur unverletzte Extremitäten) und mit einer Decke dafür sorgen, dass das Kind nicht auskühlt.

Kopfverletzungen

Bei Säuglingen und Kleinkindern sind es häufig Stürze von Wickeltisch, Stuhl oder Sofa, Verkehrsunfälle oder auch Misshandlungen, die zum Teil schwere Kopfverletzungen nach sich ziehen. Schulkinder verletzen sich häufig bei Unfällen im Straßenverkehr oder bei Sport und Spiel. Kopfverletzungen sind nicht selten lebensgefährlich. Der beste Schutz ist ein geeigneter, geprüfter Helm, zum Beispiel beim Radfahren, Skifahren oder anderen sportlichen Aktivitäten. Seien Sie als Eltern ein Vorbild, indem Sie ebenfalls einen Schutzhelm tragen.

Mögliche Risiken

Auch scheinbar harmlose Stürze können bei Kindern einen Schädelbruch oder eine Hirnblutung mit nachfolgendem Hirndruck zur Folge haben. Außerdem gibt es bei Kindern häufiger Gehirnschwellungen, da das kindliche Gehirn deutlich mehr Wasser als das des Erwachsenen enthält. Wird der Druck im Schädelinneren erhöht, kann das Stammhirn eingeklemmt werden, in dem unter anderem auch Atmung und Kreislauf gesteuert werden. Wenn das passiert, kann es zu Bewusstlosigkeit mit nachfolgendem Atem- und Kreislaufstillstand kommen.

Bei Kopfverletzungen den Kopf erhöht lagern, keinesfalls tiefer als den Körper.

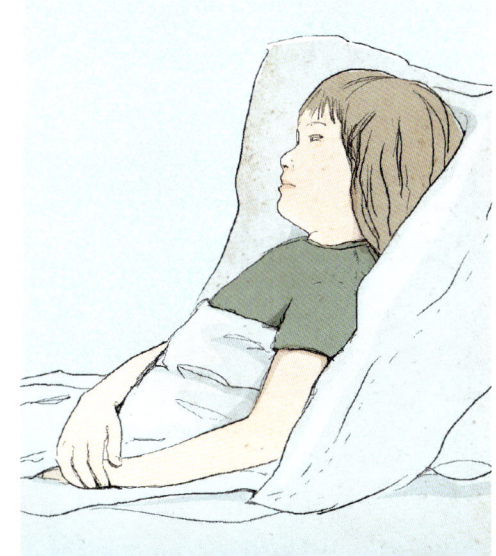

Kopfverletzungen erkennen

Meist erkennt man eine Kopfverletzung aufgrund des Unfallhergangs und sichtbarer Verletzungen im Kopfbereich. Auch Blutungen aus Mund, Nase oder Ohren oder ein Bluterguss um die Augen können auf einen möglichen Schädelbasisbruch hinweisen. Nach Kopfverletzungen können – auch ohne sichtbare Verletzungszeichen – plötzlich Erbrechen, Schwindel, starke Kopfschmerzen oder eine Erinnerungslücke auftreten; das sind Hinweise auf eine Gehirnerschütterung. Dieselben Krankheitszeichen sind aber auch die Frühzeichen, die bei einer Hirnschwellung oder Hirnblutung auftreten können, bei der es in weiter fortgeschrittenen Stadien auch zu Pupillenveränderungen ▶ siehe Seite 19, Bewusstseins- oder Kreislaufstörungen

WICHTIG

KOPFVERLETZUNGEN ERKENNEN UND RICHTIG HANDELN

Symptome:

- Unfallhergang
- Sichtbare Verletzung, Bluterguss
- Blutung aus Mund, Nase oder Ohr
- Bewusstlosigkeit oder Bewusstseinsstörungen
- Erbrechen, Kopfschmerzen, Schwindel, Erinnerungslücke
- Pupillenveränderungen
- Langsamer, pochender Puls
- Achtung: Symptome können erst Stunden oder einen Tag später auftreten!

Maßnahmen:

- Bewusstsein überprüfen.
- Wenn bewusstlos oder keine Atmung, lebensrettende Sofortmaßnahmen ▶ siehe Seite 79 durchführen.
- Notruf (112) machen.
- Nie Kopf tiefer als den Körper lagern!
- Bei wachem Kind Kopf erhöht lagern.
- Offene Schädelwunden steril mit einem Verbandtuch abdecken, keinen Druck ausüben.
- Platzwunden: Blutung unter leichtem Druck mit steriler Wundauflage stillen.
- Immer wieder Bewusstseinszustand und Pupillenreaktion überprüfen; mit plötzlicher Bewusstlosigkeit und Atem- oder Herzstillstand rechnen.
- Arzt aufsuchen.
- Häusliche Überwachung: Kind 24 Stunden lang nicht allein lassen.
- Alle zwei bis drei Stunden wecken, Pupillenkontrolle ▶ siehe Seite 19.
- Bei Erbrechen, starken Kopfschmerzen, Schwindel oder Bewusstseinsstörungen ist eine sofortige Kliniküberwachung erforderlich!

kommen kann. Unter Umständen tasten Sie zum Beispiel einen ganz langsamen, pochenden Puls. Abhängig von der Schwere der Verletzung kann es jederzeit auch zu tiefer Bewusstlosigkeit mit Atem- und Kreislaufstillstand kommen. Diese Krankheitszeichen müssen jedoch nicht unbedingt sofort nach dem Unfall vorhanden sein – sie können auch erst nach einem beschwerdefreien Intervall von bis zu 24 Stunden auftreten. Dieses Intervall kann sehr heimtückisch sein, da die Schwere der Kopfverletzung häufig unterschätzt wird, wenn anfangs gar keine Symptome oder Beschwerden auftreten.

Richtig handeln

- Stellen Sie zuerst fest, ob das Kind bei Bewusstsein ist: Ist das nicht der Fall, müssen die lebensrettenden Sofortmaßnahmen ▸ siehe Seite 80 durchgeführt werden und umgehend ein Notruf (112) erfolgen. Ist das Kind gut ansprechbar, richten sich die weiteren Maßnahmen auch nach eventuellen Zusatzverletzungen.
- Lagerung des Kindes: Der Kopf darf nicht tief gelagert werden, um eine vermehrte Blutfülle im Gehirn und ein Ansteigen des Drucks im Gehirn zu verhindern. Ist das verletzte Kind bei Bewusstsein, sollten Sie den Kopf erhöht lagern.
- Offene Kopfwunden, die nicht stark bluten, decken Sie ohne Druck auszuüben mit einer sterilen Wundkompresse ab, die Sie nur vorsichtig befestigen.

- Handelt es sich »nur« um eine Kopfplatzwunde – was meist der Fall ist –, bedecken Sie diese unter leichtem Druck mit einer sterilen Wundauflage, die Sie mit einer Mullbinde oder Ähnlichem befestigen.
- Lassen Sie das Kind auf keinen Fall allein. Achten Sie unbedingt auf seinen Bewusstseinszustand: Sie müssen mit plötzlicher Bewusstlosigkeit und damit verbundenen Störungen rechnen.
- Das sicherste Merkmal für eine Hirnblutung ist die Veränderung der Pupillenreaktion: So können die Pupillen ungleich weit sein oder unterschiedlich schnell auf Lichteinfall reagieren ▸ siehe Seite 19.
- Jedes Kind mit einer Kopfverletzung sollte von einem Arzt untersucht werden. Er

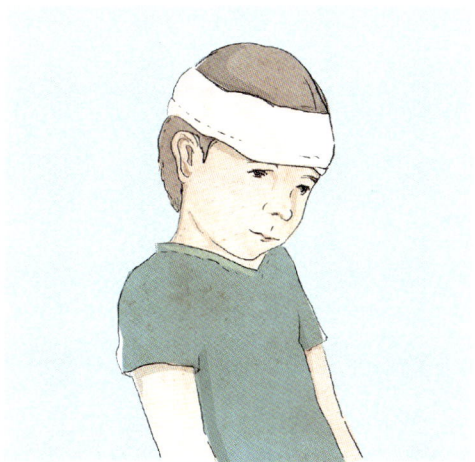

Kopfwunden, die nur wenig bluten, lassen sich mit einem solchen Notverband gut versorgen.

wird dann entscheiden, ob eine Überwachung zu Hause erfolgen kann oder eine Klinikeinweisung für meist ein bis zwei Tage erforderlich ist.

- Auch wenn Ihr Kind direkt nach dem Unfall keine Beschwerden hat, sollten Sie es mindestens 24 Stunden gut beobachten. Das Kind darf während dieser Zeit nicht allein gelassen werden – lassen Sie es auch nicht unbeobachtet schlafen! Wecken Sie es alle zwei bis drei Stunden und prüfen Sie Bewusstseinszustand und Pupillenreaktion ▸ siehe Seite 19.

- Nach einer Gehirnerschütterung sollte das Kind ruhen, dabei darf es weder lesen

noch fernsehen. Wird das Kind in irgendeiner Form auffällig (Erbrechen, Schwindel, starke Kopfschmerzen, Bewusstseinstrübung), muss es unbedingt in der Klinik weiter überwacht werden.

Krampfanfälle

Krampfanfälle kommen relativ häufig vor. Etwa fünf Prozent aller Menschen erleiden einen Krampfanfall, vorwiegend in der Kindheit. Man unterscheidet dabei die sogenannte Anfallskrankheit Epilepsie von Gelegenheitskrämpfen, die im Kindesalter sehr häufig auftreten.

WICHTIG

MASSNAHMEN BEI KRAMPFANFÄLLEN

- Notruf (112) machen.
- Das Abklingen des Krampfanfalles hat Vorrang vor jedem eiligen Transport!
- Kind vor Verletzungen schützen, nicht mit Gewalt festhalten.
- Auf Atmung und Kreislauf achten.
- Fiebersenkende Maßnahmen ▸ siehe Seite 48 durchführen.
- Wenn vom Arzt verordnet, krampflösende Medikamente verabreichen.
- Nach dem Krampf falls nötig lebensrettende Sofortmaßnahmen ▸ siehe Seite 80 durchführen.

Beobachten Sie beim Anfall:
- Wie lange dauert der Krampf?
- Bewegungen (beugen, strecken, steif werden, Muskelzuckungen) des Kindes: Generalisiert oder einseitig?
- Atmung: Geräusche, Zahl und Tiefe der Atemzüge, Atemstillstand?
- Bewusstseinszustand: ansprechbar, schläfrig, benommen, bewusstlos?
- Augen des Kindes: Stellung, Pupillenweite, Pupillenreaktion?
- Allgemeinreaktion: Schwitzen oder Speicheln?

Zu solchen Krämpfen kann es zum Beispiel bei einem schnellen Fieberanstieg oder -abfall (Fieberkrampf), bei Sonnenstich, Vergiftungen (Zigaretten), Stoffwechselstörungen (Unterzucker) oder auch bei Gehirn- und Hirnhautentzündungen kommen.

Gefahr bei Krämpfen

Bei jedem Krampfanfall besteht die Gefahr, dass die Atemwege zum Beispiel durch Erbrochenes verlegt werden und in der Folge dadurch ein Sauerstoffmangel entsteht. Die Krampfanfälle dauern meist nicht länger als fünf bis zehn Minuten (Zeit dokumentieren). Räumen Sie auf jeden Fall alle Gegenstände beiseite, an denen sich das Kind verletzen könnte. Halten Sie das Kind während des Krampfanfalls nicht fest, der Anfall kann dadurch nicht unterbrochen werden und es besteht Verletzungsgefahr.

Krampfanfälle erkennen

Typisches Symptom ist meist der plötzlich eintretende Bewusstseinsverlust: Das Kind reagiert nicht mehr auf äußere Reize, es verdreht eventuell die Augen. Manchmal atmet es röchelnd, seine Haut sieht blass oder bläulich aus. Der Körper wird erst starr und fängt dann rhythmisch an zu zucken. Betrifft der Krampfanfall nicht den ganzen Körper, sondern nur eine Körperseite, einen Arm oder ein Bein, so teilen Sie dies dem Arzt mit, es kann wichtig für die Ursachenerforschung sein.

FIEBERKRÄMPFE

Drei Viertel aller Krampfanfälle, die bei Kindern auftreten, sind Fieberkrämpfe. Dazu kommt es meist in den ersten zwei Tagen einer fieberhaften Erkrankung. Die Krämpfe werden von hohem Fieber begleitet und dauern in der Regel nicht länger als drei Minuten, nur in seltenen Fällen bis zu zehn Minuten. Danach tritt häufig ein Nachschlaf ein, bei dem das Kind nur verlangsamt auf Ansprache reagiert.

Richtig handeln

- Bei einem Krampfanfall müssen Sie vor allem Ruhe bewahren und dürfen auf keinen Fall versuchen, das krampfende Kind zum Arzt zu bringen. Rufen Sie den Notarzt auch, wenn das Kind bereits mehrfach unkomplizierte Fieberkrämpfe hatte, da plötzlich unvorhergesehene Komplikationen auftreten können.
- Halten Sie das Kind nicht fest, es könnte sonst verletzt werden. Legen Sie es auf eine Bettdecke am Boden und räumen Sie alles weg, woran es sich verletzen könnte.
- Beobachten Sie Atmung und Kreislauf. Eine Beatmung können und müssen Sie während des Krampfes nicht durchführen.
- Bei einem Fieberkrampf können Sie versuchen, die Temperatur mit physikalischen Kühlmaßnahmen (Waschungen, kühle Umschläge ▶ siehe Seite 47) zu senken. Ist der Anfall zu Ende, geben Sie ein Fieberzäpfchen (dem Alter entsprechend).

- Wenn vom Arzt verordnet, sollten krampflösende Medikamente gegeben werden. Als Nebenwirkung tritt häufig Schläfrigkeit auf, in seltenen Fällen wirken die Kinder völlig überdreht.

RUHE NACH DEM KRAMPFANFALL

Nach einem Krampfanfall darf das Kind bis zum Eintreffen des Arztes keinesfalls allein gelassen werden. Bei Bewusstlosigkeit oder tiefem Nachschlaf bringen Sie es in stabile Seitenlage ▸ siehe Seite 83. Achten Sie auf ausreichende Atem- und Kreislauffunktion. Wichtig ist auch, dass Sie sich über Dauer und Ablauf des Anfalls Notizen machen.

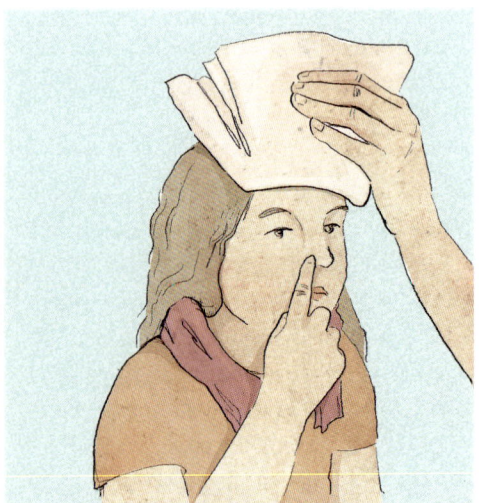

Feuchtkalte Tücher im Nacken und auf der Stirn helfen bei Nasenbluten ebenso wie das Zudrücken des betroffenen Nasenlochs.

Nasenbluten

Nasenbluten tritt meist nach längerem Schnupfen auf, manchmal auch nach einem Schlag oder Stoß. Richtig behandelt ▸ siehe Kasten unten hört Nasenbluten bei Kindern meist schnell wieder auf.

Richtig handeln

Beruhigen Sie Ihr Kind und erklären Sie ihm, dass Nasenbluten zwar unangenehm,

WICHTIG

MASSNAHMEN BEI NASENBLUTEN

- Ruhe bewahren und auch das Kind beruhigen.
- Kopf nach vorn beugen lassen.
- Feuchtes, kaltes Tuch in den Nacken und über Stirn und Nasenrücken legen ▸ siehe Abbildung links.
- Für 3–5 Minuten Nasenflügel gegen Nasenscheidewand drücken.
- Bewährtes Hausmittel: einen Gummiring um das Fingerendglied des kleinen Fingers der entgegengesetzten Hand legen.
- Arztruf bei starkem oder anhaltendem Nasenbluten und Schockzeichen ▸ siehe Seite 59!
- Bei gehäuftem Nasenbluten einen Arzt aufsuchen.

aber nicht gefährlich ist. Das Kind sollte am besten mit nach vorn geneigtem Oberkörper sitzen und die Stirn in die Hände stützen. Legen Sie ihm einen feuchten, kalten Lappen in den Nacken und über Stirn und Nasenrücken. Die Blutgefäße werden dadurch verengt und die Blutung lässt nach. Drücken Sie für drei bis fünf Minuten den betroffenen Nasenflügel gegen die Nasenscheidewand und lassen Sie dann langsam los. Die Blutung ist mit diesen Maßnahmen meist gut zu stoppen. Oft hilft auch ein altes Hausmittel: Kommt Blut aus dem linken Nasenloch, legen Sie einen Gummiring um das Endglied des rechten kleinen Fingers, blutet das rechte Nasenloch, verwenden Sie den linken kleinen Finger. Ist das Nasenbluten gestoppt, sollte das Kind nicht schnäuzen und die Nase »in Ruhe lassen«, damit die Wunde nicht wieder aufreisst.

Plötzlicher Kindstod (SIDS)

Der Plötzliche Kindstod (SIDS = Sudden Infant Death Syndrom) gehört zu den häufigen Todesursachen im Säuglingsalter (jährlich ca. 150 Fälle in Deutschland). Man versteht darunter den nicht vorhersehbaren Tod eines scheinbar gesunden Säuglings. Er tritt ohne feststellbare Ursache während des Schlafes ein. Fast 90 Prozent aller betroffenen Babys sind jünger als sechs Monate.

WICHTIG

DER PLÖTZLICHE KINDSTOD

Risikofaktoren:

- Das Kind ist zu früh geboren worden (< 33. SSW).
- Schlafen in Bauchlage.
- Überhitzung des Kindes durch Decke oder Raumtemperatur.
- Passivrauchen.
- Zwillings- oder Mehrlingskinder.
- Ein Geschwisterkind ist bereits an Plötzlichem Kindstod verstorben.
- Das Baby wird nicht oder aber nur kurz gestillt.

Maßnahmen:

- Wiederbelebung ▸ siehe Seite 89.
- Notruf (112) machen.

Vorbeugung:

- Schlafen in Rückenlage – Bauchlage vermeiden.
- Babyschlafsack statt Bettdecke.
- Feste, atmungsaktive Babymatratze.
- Raumtemperatur 16–18 °C.
- Für eine rauchfreie Umgebung sorgen.
- Das Kind möglichst lange stillen.
- Wiederbelebungstraining der Eltern.

Risikofaktoren

Verantwortlich ist nach neueren Studien eine Unreife der Atem- und Kreislauffunktion sowie eine zu geringe Durchblutung bestimmter Hirnteile bei ungünstiger Lagerung des Kindes (in Bauchlage schlafen). Es gibt weitere Risikofaktoren, die die Wahrscheinlichkeit des Plötzlichen Kindstodes erhöhen ▸ siehe Kasten Seite 57. Diese Risiken sollten Sie so weit wie möglich ausschließen. Außerdem ist es sehr wichtig, dass Sie auf eine gesunde Schlafumgebung achten: Am besten schläft Ihr Kind in Rückenlage in einem Schlafsack. Decken, Kissen, große Kuscheltiere und Kleidungsstücke, die es sich unbemerkt über das Gesicht ziehen könnte, sollten unbedingt außerhalb seiner Reichweite sein. Darüber hinaus sollten Sie in der Lage sein, alle notwendigen Wiederbelebungsmaßnahmen durchzuführen. Aber

auch dann kann das Leben des Kindes nur gerettet werden, wenn die Notfallsituation rechtzeitig entdeckt wird.

Prellungen und Verstauchungen

Beulen und blaue Flecken sind oft das Zeichen für eine Prellung. Zu Verstauchungen der Gelenke kommt es häufig nach Stürzen oder wenn das Kind mit dem Fuß umknickt. Aus der Art des Unfalls, den Schmerzen und der Schwellung durch einen Bluterguss schließen Eltern meist schon richtig auf eine Prellung oder eine Verstauchung.

Richtig handeln

- Jede Blutung lässt sich durch genügend starken Druck von außen stillen ▸ siehe Seite 38. Auch bei einer Prellung oder Ver-

WICHTIG

MASSNAHMEN BEI PRELLUNGEN UND VERSTAUCHUNGEN

- Sauberes Tuch in Eiswasser tränken, auswringen und auf den verletzten Bereich drücken.
- Bei schwereren Verstauchungen oder Prellungen Stützverband anlegen; Sie können zusätzlich Heparinsalbe auf eine Kompresse streichen und unter den Verband auf die Wunde legen.

- Den verletzten Körperteil hochlegen.
- Bei starken Schmerzen oder ausgeprägter Schwellung zum Arzt (evtl. Röntgen notwendig) gehen.
- Immer nach Zusatzverletzungen suchen.
- Bei einer Schädelprellung ▸ siehe Seite 51 grundsätzlich zum Arzt!

stauchung liegt eine Blutung vor – sie befindet sich allerdings unter der Haut.

- Tränken Sie Tücher in Wasser – am besten in Eiswasser – und wickeln Sie diese straff um das verstauchte Gelenk oder drücken Sie sie auf die Prellung.
- Lagern Sie den verstauchten oder geprellten Körperteil hoch.
- Wenn Sie abschwellende Salben verwenden (zum Beispiel mit dem Wirkstoff Heparin), massieren Sie diese nicht ein, sondern tragen sie möglichst dick auf eine Wundkompresse auf und legen diese auf die Schwellung.
- Darüber können Sie auch einen Stützverband anlegen.
- Fragen und suchen Sie immer auch nach Zusatzverletzungen.
- Handelt es sich um eine Kopfprellung, sollten Sie das Kind von einem Arzt untersuchen lassen.
- Halten die Schmerzen länger an oder nimmt die Schwellung weiter zu, sollten Sie Ihr Kind zum Arzt bringen, damit dieser einen Knochenbruch ausschließen kann ▸ siehe Seite 49.

Schock

Ein Schock ist ein plötzlich auftretendes akutes Kreislaufversagen, bei dem die lebenswichtigen Organe des Körpers nur noch schlecht oder gar nicht mehr mit Blut und Sauerstoff versorgt werden.

Ursachen

Ein Schock kann durch vollkommen verschiedene Ursachen ausgelöst werden. Im Kindesalter entwickelt er sich meist nach einem akuten, großen Blut- oder Flüssigkeitsverlust, wie er bei Unfällen, Brechdurchfall ▸ siehe Seite 40, Verbrennungen ▸ siehe Seite 66 oder auch bei übermäßigem Schwitzen auftreten kann. Auch bei Vergiftungen ▸ siehe Seite 68, schweren Infektionen, in Zusammenhang mit allergischen Reaktionen oder ausgelöst durch starke Schmerzen kann es zu einem Schock kommen: Die Blutgefäße weiten sich und die verfügbare Blutmenge genügt nicht mehr, um alle Körperbereiche ausreichend mit Blut und damit mit Sauerstoff zu versorgen.

Einen Schock erkennen

Wenn dem Körper aus den oben genannten Gründen zu wenig Blut zur Verfügung steht, um seine lebenswichtigen Organe ausreichend mit Sauerstoff zu versorgen, versucht zunächst das Herz, seine Arbeit und Leistung diesem Umstand anzupassen: Es pumpt die geringere Blutmenge schneller durch den Körper.

Die Entwicklung eines Schocks kann daher am Puls kontrolliert werden ▸ siehe Seite 17: Es ist oft ein schneller, flacher Puls zu tasten. Bei Säuglingen ist jedoch auch ein plötzlicher Übergang in einen sehr langsamen Herzschlag (Puls unter 100 Schlägen pro Minute) möglich.

Bei anhaltendem Sauerstoffmangel hilft sich der Körper auch noch auf andere Weise: Er »spart« sich den wenigen zur Verfügung stehenden Sauerstoff für die wichtigsten Organe auf und durchblutet die nicht unmittelbar lebenswichtigen Körpergebiete wie Arme, Beine und die Haut nur noch minimal: Deshalb ist der Verletzte meist blass, fühlt sich kalt an und friert. Liegt dem Schock eine Vergiftung ▸ siehe Seite 68, Infektion oder allergische Reaktion zugrunde, kann die Haut auch warm und trocken sein. Bei Säuglingen und Kleinkindern sind bei einem Schock die Lippen oft bläulich verfärbt, ebenso das Nagelbett. Die sogenannte Nagelprobe ▸ siehe Seite 18 ergibt eine verlängerte Füllungszeit der Kapillargefäße von über zwei Sekunden. Das Blut kreist jetzt im Wesentlichen nur noch zwischen Gehirn, Herz und Lungen. Diesen kritischen Zustand nennt man Kreislauf-Zentralisation. Das Kind befindet sich in akuter Lebensgefahr!

WICHTIG

SYMPTOME FÜR EINEN SCHOCK IM KINDESALTER

Haut:
- Meist blass und kühl, manchmal auch warm und trocken (möglicher Hinweis auf Allergie, Infektion oder Vergiftung).
- Lippen und Nagelbett sind bläulich verfärbt.
- Bei der Nagelprobe ▸ siehe Seite 18 ist die Füllung des Nagelbettes mit Blut verlangsamt.

Puls:
- Schnell und nicht gut tastbar.
- Bei Säuglingen ist ein rascher Übergang in zu langsamen Puls möglich.

Atmung:
- Flache, schnelle Atmung
- Bei Säuglingen ist eine verlangsamte Atmung oder Atemstillstand möglich.

Bewusstsein:
- Unruhe, Angst
- Zunehmende Bewusstseinstrübung
- Bewusstlosigkeit

Schockmaßnahmen:
- Wenn möglich, Ursache beseitigen.
- Kind in warme Decken hüllen.
- Schocklage ▸ siehe Abbildung Seite 61.
- Bei Kopfverletzungen: Kopf höher lagern.
- Bei Bewusstlosigkeit: stabile Seitenlage ▸ siehe Seite 83, eventuell Beine erhöht lagern.
- Notruf (112) machen, Kind beruhigen.
- Kind keinesfalls allein lassen.
- Ständige Kontrolle von Bewusstsein, Puls und Atmung.

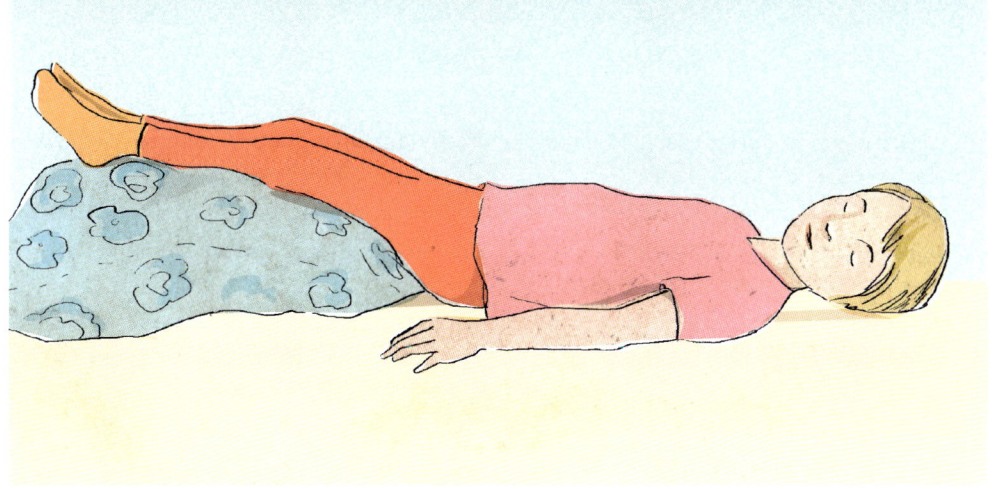

In der Schocklage liegt das Kind flach auf einer Unterlage, die Beine werden mithilfe von Kissen oder Decken erhöht gelagert.

Folgende Symptome kennzeichnen diese Situation: Die Atmung ist flach und schnell, bei Säuglingen kann es auch zur Verlangsamung der Atmung und schließlich zu einem Atemstillstand kommen. Anfangs ist das Kind unruhig und ängstlich, dann kann eine zunehmende Bewusstseinstrübung eintreten, die schließlich bis zur Bewusstlosigkeit führen kann.

Richtig handeln

Es ist wichtig, dass Sie in dieser Situation möglichst versuchen, Ruhe zu bewahren. Führen Sie nacheinander folgende Maßnahmen durch:

- Zunächst sollten Sie sich bemühen, die Ursache des Schocks zu erkennen und wenn möglich zu beseitigen: Stillen Sie zum Beispiel eine starke Blutung ▸ siehe Seite 38.

- Beruhigen Sie das verletzte Kind, da die Aufregung einen Schockzustand noch weiter verschlimmern kann.
- Wegen der schlechten Durchblutung sollte das Kind bei einem Schock grundsätzlich in warme Decken gewickelt werden.
- Anschließend bringen Sie das Kind in die Schocklage ▸ siehe Abbildung oben, vorausgesetzt, es sprechen keine Verletzungen dagegen: Das Kind liegt flach auf einer ebenen Unterlage, die Beine liegen erhöht oder werden hochgehalten.
- Das Kind darf keinesfalls allein gelassen werden. Überwachen Sie Bewusstseinszustand, Atmung und Kreislauf!
- Bei jedem Schockzustand müssen Sie mit Bewusstlosigkeit sowie mit Atem- und Kreislaufstörungen rechnen (lebensrettende Sofortmaßnahmen ▸ siehe Seite 79).
- Rufen Sie den Rettungsdienst (112).

Sonnenbrand und Hitzeschäden

Bei hohen Temperaturen und starker Sonneneinstrahlung kann ein langer Aufenthalt im Freien oder im Auto für kleine Kinder lebensgefährlich sein. Kinderhaut reagiert sehr sensibel auf Sonneneinstrahlung, sodass sich ein Sonnenbrand viel schneller zeigt als bei Erwachsenen. Darüber hinaus können Hitzestau und Flüssigkeitsmangel bei Kindern schnell zu einem Schock führen ▸ siehe Seite 59.

Hitzeschäden vorbeugen

Ziehen Sie Ihrem Kind leichte, schweißdurchlässige Kleidung an, um einem Hitzestau vorzubeugen. Wenn Ihr Kind in der Sonne getobt hat und überhitzt nach Hause kommt, geben Sie ihm reichlich zu trinken und lassen es einige Zeit in kühler Umgebung ausruhen. Cremen Sie Ihr Kind regelmäßig mit einer Sonnencreme mit hohem Lichtschutzfaktor ein. So können Sie die empfindliche Kinderhaut vor den schädlichen UV-Strahlen schützen, die Sonnenbrand und Hautkrebs verursachen. Aber Achtung: Die Gesamtschutzdauer kann auch durch häufigeres Auftragen nicht verlängert werden! Wählen Sie zum Spielen im Freien einen schattigen Platz. Denken Sie daran, dass sich die UV-Strahlung am Wasser vervielfachen kann, da das Licht vom Wasser reflektiert wird! Ein leichtes T-Shirt, Kopfbedeckung und eine Sonnenbrille mit UV-Schutz bieten weiteren Schutz. Kinder sollten in den Mittagsstunden möglichst nicht im Freien spielen.

TIPP

HITZESICHER BEI AUTOFAHRTEN

Lassen Sie Ihr Kind nie im Hochsommer allein im Auto sitzen – auch nicht für kurze Zeit! Verwenden Sie Sonnenrollos und parken Sie stets im Schatten. Legen Sie bei längeren Fahrten häufige Pausen ein.

Schäden erkennen

Hat das Kind ein hochrotes Gesicht, Fieber oder Schüttelfrost oder ist es besonders müde, deutet dies auf einen Hitzeschaden hin. Weitere Symptome sind plötzliche starke Kopfschmerzen, Erbrechen und stärkste Schmerzen bei jeder Bewegung im Nackenbereich (Hinweis auf eine Hirnhautreizung). Besonders gefährdet sind Säuglinge, die in der Mittagshitze bei direkter Sonneneinstrahlung im Auto gelassen werden. Die Kinder werden häufig bewusstlos oder bekommen Krämpfe: Es besteht Lebensgefahr.

Richtig handeln

Es gelten dieselben Maßnahmen wie bei Verbrennungen ▸ siehe Seite 66: Kühlen Sie die verbrannte Haut mit feuchten Tüchern. Bei Verbrennungen 1. Grades können auch Kühlgels oder kühlende Lotionen verwendet werden, stärkere Verbrennungen nur mit Wasser behandeln und einen Arzt rufen.

HITZESCHÄDEN BEHANDELN

Meist geht aber ein Sonnenbrand mit einem Hitzeschaden des gesamten Körpers einher.

Sonnenstich, Hitzschlag, Hitzeschock oder -erschöpfung können gleichzeitig auftreten. Bringen Sie Ihr Kind möglichst schnell an einen schattigen, kühlen Ort, lagern Sie seinen Kopf erhöht, da es durch übermäßige Hitzeeinwirkung zu einer Gehirnschwellung kommen kann. Kühlen Sie den Kopf des Kindes mit feuchtkühlen Umschlägen. Ist Ihr Kind voll ansprechbar, lassen Sie es aus-

WICHTIG

HITZESCHÄDEN ERKENNEN UND RICHTIG HANDELN

Symptome:

Sonnenbrand
- Die verbrannte Haut schmerzt.
- Verbrennung 1. Grades: Überwärmung, Schwellung, Rötung der Haut
- Verbrennung 2. Grades: stark gerötete Haut mit Blasenbildung
- Schockzeichen

Hitzeschaden
- Hochroter, heißer Kopf
- Körperhaut kühl oder überwärmt
- Eventuell Fieber
- Kopfschmerzen
- Nackenschmerzen, Nackensteife
- Übelkeit, Erbrechen
- Schockzeichen ▸ siehe Seite 59
- Unruhe, Bewusstseinstrübung
- Krämpfe ▸ siehe Seite 54, Bewusstlosigkeit ▸ siehe Seite 82

Maßnahmen:

Sonnenbrand
- Mit feuchten Tüchern kühlen.
- Auf den Zustand des Kindes achten.
- Arztruf je nach Situation.

Hitzeschaden
- Kind an einen kühlen, schattigen Ort bringen.
- Kopf erhöht lagern und mit nassen Tüchern kühlen.
- Lauwarme Waschungen ▸ siehe Seite 48 machen.
- Wenn es nicht bewusstseinsgestört ist, ausreichend trinken lassen.
- Ständige Kontrolle von Bewusstsein, Atmung und Kreislauf.
- Auf Schockzeichen achten.
- Je nach Situation Arzt- oder Notruf (112) machen.

reichend trinken. Bemerken Sie jedoch, dass sich das Bewusstsein eintrübt, legen Sie es vorsorglich in die stabile Seitenlage ▸ siehe Seite 83, machen Sie einen Notruf und kontrollieren Sie immer wieder Bewusstsein, Atmung und Kreislauf des Kindes.

Verätzungen

Verätzungen und Vergiftungen ▸ siehe Seite 68 treten häufig zusammen auf, da viele giftige Stoffe auch ätzend sind, wie Pflanzenschutzmittel, viele Toiletten- und Haushaltsreiniger, Reinigungsmittel für Spülmaschinen und Batteriesäuren. Es kann dabei zu Verätzungen der Haut, der Augen sowie von Mund, Speiseröhre und Magen kommen.

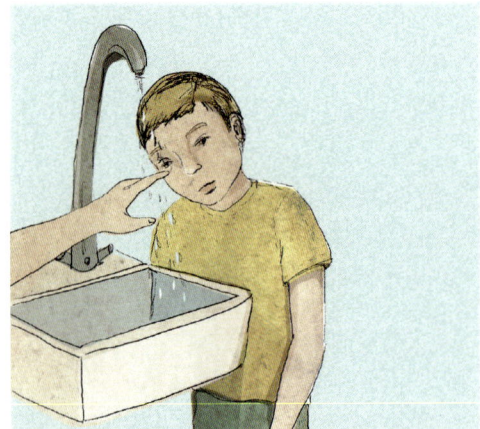

Nach Verätzungen stets so spülen, dass das unverletzte Auge nicht mit dem Wasser in Berührung kommt.

Hautverätzungen

Verätzungen der Haut sind sehr schmerzhaft. Die Haut wird schnell rot oder blass, oft lösen sich die oberen Hautschichten ab oder es kommt zur Blasenbildung. Entfernen Sie sofort benetzte Kleidungsstücke und spülen Sie die Haut (wie bei Verbrennungen ▸ siehe Seite 66) ausgiebig mit lauwarmem Wasser. Dann decken Sie die Wunde keimfrei ab. Jede Verätzungswunde muss ärztlich versorgt werden.

Augenverätzungen

Bei Augenverätzungen kommt es schnell zu stärksten Schmerzen, Tränenfluss und zu einem Lidkrampf, der alle Spülmaßnahmen sehr erschwert. Versuchen Sie möglichst, das Auge aufzubekommen, und spülen Sie es gründlich. Lassen Sie dabei das Wasser aus etwa 10 cm Höhe auf das Auge fließen. Spülen Sie stets vom gesunden Auge weg ▸ siehe Abbildung. Ein Augenarzt muss immer hinzugezogen werden.

Verätzte Speisewege

Meist sind es Kleinkinder, die an ungünstig aufbewahrte ätzende Haushaltsreiniger geraten (Tipps zur kindersicheren Aufbewahrung ▸ siehe Seite 68). Gefährlich ist es vor allem, wenn ein durstiges Kind aus einer Saftflasche trinkt, in die Säure oder Lauge gefüllt wurde. Meist schreit das Kind dann vor Schmerz auf, häufig sind Ätzspuren an Lippen, im Mund und im Rachen zu sehen.

Das Kind würgt, speichelt und hat sichtliche Beschwerden beim Schlucken.

Beruhigen Sie zunächst Ihr Kind und entfernen Sie eventuell vorhandene feste Teilchen aus dem Mund. Falls das Kind nur an der Substanz gelutscht hat, spülen Sie die Mundhöhle gründlich aus. Lassen Sie alles ausspucken! Kommen Sie direkt zum Unfall dazu, können Sie dem Kind innerhalb der ersten 5 bis 10 Minuten ein Glas Wasser (ohne Kohlensäure) zu trinken geben. So werden eventuell noch in der Speiseröhre hängende ätzende Substanzen in den Magen gespült. Bei starken Mineralsäuren, die mit Wasser Hitze entwickeln (wie Abflussreiniger), sollten Sie jedoch gar nichts zu trinken geben. Versuchen Sie, das Kind vom Erbrechen abzuhalten, dabei kann die Speiseröhre erneut

WICHTIG

VERÄTZUNGEN ERKENNEN UND RICHTIG HANDELN

Symptome:
- Unfallsituation
- Schmerzen
- Ätzspuren (können auch fehlen)
- Haut- oder Schleimhautrötung, Blasenbildung
- Auge: Tränenfluss, Lidkrampf
- Speisewege: Speicheln, Schluckbeschwerden, Würgen, Erbrechen
- Schockzeichen (selten)

Maßnahmen:
- Das Kind beruhigen.
- Auf Zusatzsymptome achten.
- Notruf (112) machen.
- Dem Notarzt die Substanz mitgeben, mit der sich das Kind vergiftet hat.

Verätzungen der Haut
- Verunreinigte Kleidungsstücke sofort entfernen.
- Betroffenen Hautbereich ausgiebig mit lauwarmem Wasser abspülen.
- Wunden steril abdecken.

Verätzungen des Auges
- Versuchen Sie unbedingt, das betroffene Auge zu öffnen und gründlich aus etwa 10 cm Höhe mit Leitungswasser zu spülen; immer vom gesunden Auge weg spülen!

Verätzungen der Speisewege
- Eventuell noch vorhandene feste Teilchen aus dem Mund entfernen.
- Innerhalb der ersten 5 bis 10 Minuten ein Glas Wasser trinken lassen (Achtung: Nicht bei starken Mineralsäuren ▸ siehe oben).
- Erbrechen verhindern.
- Keine »Hausmittel« wie Milch geben.
- Immer Arzt hinzuziehen!

geschädigt werden. Es hilft oft, das Kind Eiswürfel lutschen zu lassen.

Geben Sie keine Milch, das kann zu einer schnelleren Aufnahme der Giftstoffe ins Blut führen! Rufen Sie den Notarzt und geben Sie das auslösende Ätzmittel mit in die Klinik.

Verbrennungen und Verbrühungen

80 Prozent aller Kinder mit Brandverletzungen erleiden Verbrühungen (Kaffee, Tee, Kochtopf, Pfanne, Putzwasser) – mehr als die Hälfte von ihnen sind jünger als vier Jahre. Verbrennungen treten auf durch Flammen (Stichflamme beim Grillen), heiße Gegenstände (Bügelmaschine, Herdplatte), Sonne und Strom- oder Blitzschläge.

Anhand dieser Abbildung können Sie das Ausmaß einer Verbrennung besser abschätzen.

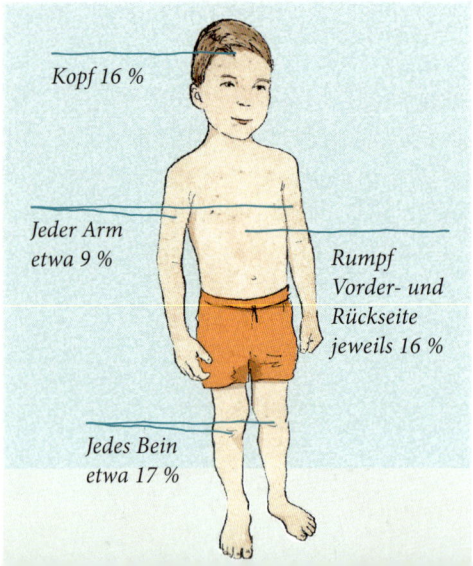

Kopf 16 %

Jeder Arm
etwa 9 %

Rumpf
Vorder- und
Rückseite
jeweils 16 %

Jedes Bein
etwa 17 %

Gefahr bei Verbrennungen

Die Schwere der Verbrennung hängt ab von ihrer Tiefe und Ausdehnung sowie von der betroffenen Körperregion. Bei Kindern sollte jede Verbrennung 2. oder 3. Grades grundsätzlich ärztlich versorgt werden. Bei Ausdehnung über 5 bis 8 Prozent der Körperoberfläche (▶ siehe Abbildung) oder bei einer Brandwunde im Gesicht muss der Notarzt verständigt werden.

Richtig handeln

- Die Hautschädigung durch die Verbrennung oder Verbrühung erfolgt sehr schnell. Man geht heute davon aus, dass auch mit einem raschen Kühlen der verbrannten Stelle die Verbrennungstiefe nicht wesentlich beeinflusst werden kann. Einen positiven Effekt kann man jedoch bezüglich der Schmerzen erreichen. Da bei großflächigen Verbrennungen die Gefahr der Unterkühlung groß ist, sollte eine Kühlbehandlung nur noch bei kleinflächigen Verbrennungen durchgeführt werden.
- Flammen sollten mit Wasser, Feuerlöscher oder einem Ersticken des Brandes gelöscht werden. Entfernen Sie betroffene Kleidungsstücke, wobei mit der Haut verklebte Kleidung belassen werden soll.
- Bei kleinflächigen Verbrennungen (bis 5 Prozent der Körperoberfläche: 1 Prozent = Hand des Patienten mit Fingern) an den Extremitäten kühlen Sie mit handwar-

mem Leitungswasser für maximal 10 Minuten.

- Achten Sie darauf, dass das Kind nicht unterkühlt wird. Erhalten Sie Wärme und schützen Sie es zum Beispiel mit einer Rettungsfolie (Autoverbandskasten).
- Beruhigen und betreuen Sie das Kind. Führen Sie die Kühlmaßnahmen nur durch, wenn das Kind sie über sich ergehen lässt.
- Ein Notruf (112) muss so schnell wie möglich erfolgen.
- Ausgedehnte Verbrennungen (mehr als 5 Prozent der Körperoberfläche) sollten am besten nur mit einem keimfreien Tuch

(am besten mit einem metallinen Brandwundenverbandstuch) bedeckt werden.
- Auf keinen Fall dürfen Sie zur Versorgung von Brandwunden Mehl oder Puder verwenden, bei Verbrennungen 2. oder 3. Grades auch keine Salben.
- Ist das Gesicht betroffen, besteht die Gefahr, dass Flammen eingeatmet wurden. Das kann zu massiven Atemproblemen führen. Wenn das Kind bei Bewusstsein ist, lassen Sie es sitzen ▸ siehe Seite 27 – so fällt ihm das Atmen leichter (keine Schocklagerung!). Das Auflegen eines feuchten Tuchs wirkt kühlend, danach lassen Sie das Gesicht unbedeckt.

WICHTIG

VERBRENNUNGSTIEFE ERKENNEN UND RICHTIG HANDELN

- **Verbrennung 1. Grades: Hautrötung**
- **Verbrennung 2. Grades: Blasenbildung**
- **Verbrennung 3. Grades: Hautzerstörung, keine Durchblutung mehr, Verkohlung**

Maßnahmen:
- **Kleiderbrände sofort löschen, Kleidungsstücke ausziehen, bei Verklebung belassen.**
- **Bei kleinflächigen Verbrennungen mit Wasser kühlen (10 Minuten).**
- **Notruf (112) machen.**
- **Die Wunden keimfrei abdecken.**

- **Schockvorbeugung ▸ siehe Seite 59.**
- **Vor Auskühlung schützen.**
- **Das Kind beruhigen, möglichst nicht allein lassen!**
- **Atem- und Kreislaufkontrolle**
- **Keine Hausmittel auftragen, bei Verbrennungen 2. oder 3. Grades auch keine Salben.**

Bei Gesichtsverbrennungen:
- **Atemerleichternde Sitzhaltung einnehmen.**
- **Gesicht mit feuchten Tüchern kühlen.**
- **Auf freie Atemwege achten.**

VERBRÜHUNGEN BEHANDELN

Bei Verbrühungen sollte die Kleidung möglichst rasch entfernt werden, da sich darunter die Hitze staut. Sind die Kleidungsstücke mit der Haut verbacken, so sollten sie belassen werden.

Vergiftungen

Vor allem Kleinkinder sind von Vergiftungen betroffen, da sie aus Neugier vieles in den Mund stecken. Das passiert zu Hause vor allem mit Haushaltschemikalien, Medikamenten, Genussmitteln wie Alkohol und Nikotin und im Freien mit Pflanzen, Beeren und Pilzen. Auch Vergiftungen über die Atemwege sind möglich (Rauchvergiftungen bei Bränden). Vergiftungen über die Haut mit Kontaktgiften wie Pestiziden oder Rattengift sind zum Glück selten.

Vergiftungen erkennen

Meist lässt die Situation, in der Sie das Kind finden (zum Beispiel neben giftigen Substanzen), an eine mögliche Vergiftung denken. Warnsignale sind auch unklare Bauchschmerzen und Bewusstseinsstörungen.

Gefahr bei Vergiftungen

Bei jeder Vergiftung besteht die Hauptgefahr in der Wirkung, die das Gift auf Gehirn und lebenswichtige Organe entfaltet. Unter Umständen kommt es zu Bewusstlosigkeit und zum Versagen von Atmung und Kreislauf. Manche Giftstoffe können darüber hinaus auch Spätschäden an Nieren, Herz, Leber, Gehirn und anderen Organen verursachen. Die meisten versehentlichen Einnahmen von möglicherweise giftigen Substanzen führen jedoch gar nicht zu einer Vergiftung mit Krankheitszeichen. Bewahren Sie Ruhe und machen Sie den Notruf (112).

Geht es dem Kind gut, können Sie auch ein Vergiftungsinformationszentrum (▸ siehe Umschlagklappe hinten) anrufen. Dort erhalten Sie weitere Informationen, ob und welche Maßnahmen zu ergreifen sind.

TIPP

VERGIFTUNGEN VORBEUGEN

- Lassen Sie Medikamente nie offen herumliegen.
- Entfernen Sie Giftpflanzen aus Ihrer Wohnung und lassen Sie Ihr Kind nicht allein in den Garten, wenn dort hochgiftige Pflanzen wachsen.
- Lassen Sie weder Alkohol noch Zigaretten innerhalb der Reichweite eines Kindes herumstehen. Bereits eine einzige Zigarette kann für ein Baby tödlich sein!
- Versuchen Sie Ihr Kind so früh wie möglich darüber aufzuklären, welche Stoffe giftig sind oder sein könnten.

Richtig handeln

Zeigt Ihr Kind keine Vergiftungserscheinungen, versuchen Sie zuerst einmal die Situation besser einzuschätzen. Klären Sie dazu folgende Fragen:

- Was wurde eingenommen?
- Wie viel maximal davon?
- Wann wurde es eingenommen?
- Wie alt und wie schwer ist das Kind?
- Bestehen irgendwelche Veränderungen beim Kind?
- Kontaktieren Sie Ihren Arzt, die Kinderklinik oder eine Vergiftungszentrale (Telefonnummern ▸ siehe Umschlagklappe).
- Zeigt das Kind Vergiftungssymptome, ist es bewusstlos oder benommen oder hat es offenbar hochgiftige Stoffe (Herzmedikamente) eingenommen, beginnen Sie mit den lebensrettenden Sofortmaßnahmen ▸ siehe ab Seite 79 und verständigen den Rettungsdienst 112.
- Achten Sie auf ausreichenden Eigenschutz, beispielsweise bei Vergiftungen mit Kontaktgiften wie Pestiziden oder Rattengift: Sorgfältige Hautreinigung mit Handschuhen und Beatmung nur über ein Tuch.

Vergiftungen mit »Essbarem«

- Kinder vergiften sich nicht selten mit Substanzen, die auch normalerweise über den Mund aufgenommen werden, zum Beispiel mit ungeeigneten Nahrungsmitteln, Medikamenten, Pflanzen, Nikotin und Alkohol. Verstauen Sie alle gefährlichen Substanzen immer außerhalb der Reichweite von Kindern!

WICHTIG

UNBEDINGT VERMEIDEN

- Geben Sie Ihrem Kind auf keinen Fall Milch oder Abführmittel (etwa Paraffin) zu trinken!
- Versuchen Sie nicht, das Kind mit Kochsalzlösung zum Erbrechen zu bringen!

In folgenden Fällen sollte Erbrechen unbedingt vermieden werden:

- Wenn das Kind bewusstlos oder auch nur benommen ist.
- Bei einem Schockzustand ▸ siehe Seite 59.
- Nach Einnahme von ätzenden Stoffen ▸ siehe auch Seite 64.
- Nach Einnahme von Benzin, Lampenölen, Lösungsmitteln oder schäumenden Substanzen.
- Bei allen Substanzen, die man unter normalen Umständen nie in den Mund nehmen würde!

Mit Aktivkohle in einer Dosierung von 0,5–1 g pro kg Körpergewicht können die meisten Giftstoffe rasch gebunden werden. Häufig verweigern Kinder jedoch die Einnahme. Versuchen Sie dann nicht, etwas zu erzwingen, sondern überlassen Sie dem Arzt die weiteren Maßnahmen.

- Wie gefährlich solche Vergiftungen sind, hängt von der Art des eingenommenen Stoffes ab und von der Menge im Verhältnis zum Körpergewicht des Kindes. Wie schnell der Giftstoff vom Körper aufgenommen wird, ist außerdem davon abhängig, ob der Magen bei der Einnahme gefüllt oder leer ist.

Andere giftige Stoffe

Bei Vergiftungen mit den folgenden Substanzen ist Erbrechen lebensgefährlich – es muss daher unbedingt verhindert werden!

WICHTIG

MASSNAHMEN BEI VERGIFTUNGEN

Das Kind zeigt keine Vergiftungszeichen und es handelt sich wahrscheinlich nicht um einen hochgiftigen Stoff:
- Ruhe bewahren, Kind beruhigen.
- Kinderarzt oder Vergiftungsberatungsstelle anrufen (Telefonnummern ▸ siehe hintere Umschlagklappe).

Das Kind zeigt Vergiftungszeichen, ist bewusstlos oder benommen oder hat offensichtlich einen hochgiftigen Stoff eingenommen:
- Ruhe bewahren.
- Falls nötig, lebensrettende Sofortmaßnahmen ▸ siehe Seite 80 durchführen.
- Notarzt rufen.
- Giftreste und Erbrochenes sicherstellen und dem Notarzt übergeben.
- Kein Erbrechen auslösen, betreuen.

Zusätzliche Maßnahmen bei Substanzen, die üblicherweise nicht über den Mund aufgenommen werden:
Ätzende Substanzen ▸ siehe Seite 64:
- Rasch ein Glas Wasser oder Tee nachtrinken lassen.
- Das Kind nicht zum Erbrechen bringen.

Benzin, Lösungsmittel, Lampenöle:
- Nichts trinken lassen.
- Das Kind nicht zum Erbrechen bringen.
- Auf die Atmung achten.
- Unbedingt den Notarzt verständigen.

Schaumbildner:
- Nichts trinken lassen.
- Das Kind unter keinen Umständen zum Erbrechen bringen.
- Meist keine Therapie nötig, evtl. Entschäumer (Simeticon) geben.

Bei Vergiftungen mit Säuren und Laugen
▶ siehe auch Seite 64.

VERGIFTUNGEN MIT LAMPENÖLEN

Vergiftungen mit Lampenölen kommen immer wieder vor. Die Öle reizen Kinder zum »Kosten«: Sie haben meist eine schöne Farbe und riechen gut.
Die Aufnahme dieser Öle ist lebensgefährlich, da sie leicht in die Lunge eingeatmet werden können, wo sie schwere Entzündungen verursachen können. Meist passiert das, wenn ein Kind nach dem Trinken von Lampenöl erbricht. Nach einer Lampenöleinnahme muss das Kind unbedingt beim Arzt oder im Krankenhaus vorgestellt werden.

BENZIN UND LÖSUNGSMITTEL

Bei Benzin- und Lösungsmittelvergiftungen werden meist nur geringe Mengen aufgenommen, da beide Substanzen sehr stark im Mund brennen. So kommt es meist nicht zu Schäden an Leber und Niere.
Lebensgefährlich ist aber auch hierbei eine mögliche Schädigung der Atemwege: Benzin- und Lösungsmitteldämpfe werden häufig eingeatmet, es kommt zu Schwellungen in Kehlkopf und Lunge, die zu hochgradiger Atemnot führen.
Meist fällt schon bei der Atmung der typische Benzin- oder Lösungsmittelgeruch auf.
• Geben Sie dem Kind nichts zu trinken und verhindern Sie, wenn irgend möglich, ein Erbrechen.

SCHAUMBILDENDE STOFFE

Substanzen wie Waschmittel oder Weichspüler verursachen in der Regel keine Verätzungen. Es besteht jedoch die Gefahr, dass sich Schaum bildet, den das Kind in die Lunge einatmet.
Meist haben die Kinder keine schweren Symptome und es ist auch keine Behandlung notwendig, selten kommt es zu Übelkeit, Erbrechen, Durchfall, Blähungen oder Bauchschmerzen. Manchmal klagen die Kinder über Brennen und Kratzen im Mund und im Hals.
• Lassen Sie Ihr Kind ohne Rücksprache mit dem Arzt oder einer Vergiftungszentrale nichts trinken und bringen Sie es auf keinen Fall zum Erbrechen. Sie können Ihrem Kind einen Esslöffel Entschäumer (zum Beispiel bestimmte Medikamente gegen Blähungen bei Säuglingen) geben. Flößen Sie ihm aber nichts gegen seinen Willen ein, dabei könnten diese Stoffe in die Lunge gelangen!

Wundversorgung

Eine Wunde entsteht durch äußere Einwirkung wie Gewalt, Hitze und Kälte, chemische Stoffe und Strahlung. Die Haut wird zerstört und damit in ihrer schützenden Funktion beeinträchtigt. Je nach Art, Tiefe und Ausdehnung der Wunde können größere Blutgefäße, Nerven, Muskeln, Knochen und Organe mitverletzt sein.

Gefährliche Wunden

Wunden tun weh – und Schmerz produziert Stress. Das allein kann einen Schockzustand verursachen oder verschlimmern. Auch die bei Wunden entstehenden Blutungen können bedrohlich werden ▸ siehe Seite 38. Durch den verletzenden Gegenstand, einen Biss, Berührung oder nachträgliche Verschmutzung können außerdem Krankheitserreger in die Wunde eindringen. Wird eine solche Infektion nicht ausreichend bekämpft, kommt es zunächst zu Rötung, Schwellung und Eiterbildung. Die Entzündung kann sich schließlich in den Körper ausbreiten – Warnhinweis ist eine streifenförmige Rötung der zum Körper führenden Lymphgefäße. Eine solche Blutvergiftung ist eine schwere Erkrankung.

TETANUSIMPFUNG REGELMÄSSIG AUFFRISCHEN

Auch eine Wundinfektion mit Wundstarrkrampf (Tetanus) ist sehr gefährlich: Auslösende Keime befinden sich vor allem in Erde und Straßenstaub. Die Krankheit äußert sich in Muskelkrämpfen und schließlich einer Atemlähmung, die zum Tode führt. Schutz vor Tetanus bietet nur die Impfung – achten Sie auf ausreichenden Impfschutz aller Familienmitglieder!

Nach Tierbissen besteht auch heute noch die Gefahr einer Tollwutinfektion. Auch diese Infektion entwickelt sich völlig unbemerkt. Beim geringsten Verdacht muss eine Impfung erfolgen, die wegen der langen Ansteckungszeit der Tollwutviren auch noch kurz nach dem Biss möglich ist.

Richtig handeln

Bleiben Sie ruhig – und beruhigen Sie auch Ihr Kind. Lassen Sie das verletzte Kind nie stehen, es könnte ohnmächtig werden. Jede blutende Wunde wird so, wie sie vorgefunden wird, keimfrei verbunden – bitte nicht berühren! Auf keinen Fall sollten Sie bei der Erstversorgung Puder, Salben oder Mehl auftragen. Waschen Sie die Wunde auch nicht aus; Ausnahme sind Bisswunden, die man bei Tollwutverdacht zur Beseitigung eventueller Tollwuterreger mit Seifenlösung auswaschen darf. Ein besonderes Vorgehen ist bei Verbrennungen und Verätzungen angezeigt ▸ siehe Seite 64 und Seite 66.

Verschiedene Wundarten

Neben allgemeinen Regeln der Wundbehandlung müssen Sie bei manchen Wunden weitere Maßnahmen ergreifen oder besondere Umstände berücksichtigen.

SCHÜRFWUNDEN

Dabei sind nur die obersten Hautschichten verletzt. Die Wunden sehen oft gefährlicher aus, als sie sind. Sie sind jedoch äußerst schmerzhaft, da zahlreiche Nervenenden verletzt werden.

- Kleine, nur wenig blutende Verletzungen versorgen Sie mit einem Pflaster. Auf größeren Wunden können Sie eine Kompresse mit einer Mullbinde oder einem Pflaster befestigen. Ist keiner dieser Verbandsstoffe vorhanden, sollten kleinere, wenig blutende Wunden offen gelassen werden, stärker blutende Wunden können Sie auch mit einem sauberen Tuch bedecken und darüber dann einen Druckverband anlegen ▸ siehe Seite 74.

- Stark verschmutzte Wunden sollten Sie vom Arzt versorgen lassen. Können Sie nicht zum Arzt, reinigen Sie die verschmutzte Schürfwunde mit einem nicht

brennenden Desinfektionsmittel. Auf keinen Fall darf sich unter einem Verband Feuchtigkeit stauen, da sonst eine bakterielle Entzündung droht.

PLATZ- UND RISSWUNDEN

Neben Schürfwunden treten bei Kindern relativ häufig Platz- und Risswunden auf. In der Regel bluten sie nur wenig, da die Blutgefäße gequetscht und gerissen, nicht glatt durchtrennt werden.

- Die Wunde muss immer ein Arzt versorgen. Legen Sie vorher nur einen Notver-

WICHTIG

WUNDEN RICHTIG VERSORGEN

- Lebensrettende Sofortmaßnahmen ▸ siehe ab Seite 79.
- Bedrohliche Blutungen stillen ▸ siehe Seite 38.
- Kind beruhigen, hinsetzen oder -legen, warm halten.
- Die Wunde keimfrei abdecken.
- Wunde nicht berühren.
- Nie Puder, Salbe oder Mehl auftragen.
- Wunde nicht auswaschen; Ausnahme: Bisswunde.
- Eventuell vorhandene Fremdkörper nicht aus der Wunde entfernen. Ausnahmen: oberflächliche Verletzungen mit Schmutz oder Kies.

- Desinfektion nur bei kleineren Wunden, die selbst versorgt werden.
- Den betroffenen Körperteil möglichst ruhigstellen.
- Wenn nötig, Wunde kühlen.
- Blutkontakt vermeiden.
- Kreislauf überwachen.
- Kind nicht allein lassen.
- Wenn nötig, weitere Schockmaßnahmen durchführen.
- Nichts zu essen und zu trinken geben.
- Notruf (112) oder Arztbesuch
- Eine behandlungsbedürftige Wunde sollte innerhalb von 6 Stunden ärztlich versorgt werden. Impfpass mitnehmen!

band (wie bei Schürfwunden) an, bei stärkerer Blutung einen Druckverband ▸ siehe Kasten unten.

SCHNITTWUNDEN

Diese Verletzungen werden meist durch Glasscherben verursacht, etwa nach einem Sturz durch eine Glastür.

- Meist bluten Schnittwunden sehr stark und müssen von einem Arzt versorgt werden, da die Gefahr besteht, dass Sehnen und Nerven in der Tiefe mit verletzt sind.

Decken Sie die Wunde keimfrei ab und legen Sie dann einen Druckverband an ▸ siehe Kasten unten.

KRATZ- UND BISSWUNDEN

Bei diesen Wunden besteht hohe Infektionsgefahr (Wundstarrkrampf, Tollwut), da sich an Krallen und Zähnen von Tieren viele Keime befinden, die tief in die Wunde eindringen können.

- Bringen Sie das Kind zu einem Arzt, der die Wunde säubert und desinfiziert.

WICHTIG

EINEN DRUCKVERBAND ANLEGEN

- Eine keimfreie Wundauflage (zum Beispiel Mullkompresse) auf die Verletzung legen.
- Die Wundauflage mit einer Binde zwei- bis dreimal locker umwickeln (nur fixieren, nicht anpressen).
- Ein elastisches Druckpolster (zum Beispiel ein geschlossenes Verbandspäckchen) auflegen.
- Mit einer Mullbinde mehrmals fest umwickeln.
- Statt der Mullbinde können Sie auch ein Dreiecktuch benutzen: Falten Sie dafür das Tuch der Länge nach, dass eine Krawatte entsteht (etwa 5 cm breit). Dann die Wunde wie beschrieben damit verbinden, Tuch über dem Druckpolster verknoten.
- Staut sich das Blut (der verletzte Körperteil verfärbt sich blau), müssen Sie die Binde lockern: Wickeln Sie sie wieder um die Verletzung (die Wundauflage dabei auf der Wunde lassen), aber weniger fest.
- Blutet der Druckverband durch, legen Sie ein weiteres Druckpolster auf oder drücken mit der Hand das vorhandene Polster fest.
- Können Sie keinen Druckverband anlegen, pressen Sie das Polster mit der Hand fest auf die Wunde, bis der Notarzt kommt.

FREMDKÖRPERVERLETZUNGEN

Bei oberflächlichen Wunden reicht es oft, die Verletzung nur abzudecken.

- Entfernen Sie nie aus der Wunde herausragende Fremdkörper. Es könnte dadurch zu schweren inneren Blutungen, Zusatzverletzungen oder zum Abbrechen des Gegenstandes kommen.
- Decken Sie die Umgebung des Fremdkörpers steril ab und umpolstern Sie ihn vorsichtig, zum Beispiel mit Verbandspäckchen oder Kompressen. Bei Bewegung des verletzten Kindes muss ein Helfer darauf achten, dass der Gegenstand keinesfalls bewegt wird.
- Große Gegenstände wie Äste müssen vor dem Transport in die Klinik vorsichtig abgesägt werden (zum Beispiel durch die Feuerwehr). Oft kommt es zum schweren Schock ▶ siehe Seite 59.

AMPUTATIONSVERLETZUNGEN

Werden durch Unfälle Finger oder Ohren abgetrennt, können diese im Krankenhaus häufig replantiert (wieder angenäht) werden. Dafür muss aber der abgetrennte Körperteil richtig behandelt werden und Verletzter und Amputat schnell in eine geeignete Klinik kommen.

- Mit Verbandspäckchen und Dreiecktuch legen Sie einen Druckverband an.
- Nachdem Sie die Blutung gestillt haben ▶ siehe Seite 38, wickeln Sie das Amputat vorsichtig in trockenes, steriles Verbandsmaterial ein (nicht waschen oder säubern!).
- Dann packen Sie es in einen wasserdichten Plastikbeutel, den Sie dicht verschlie-

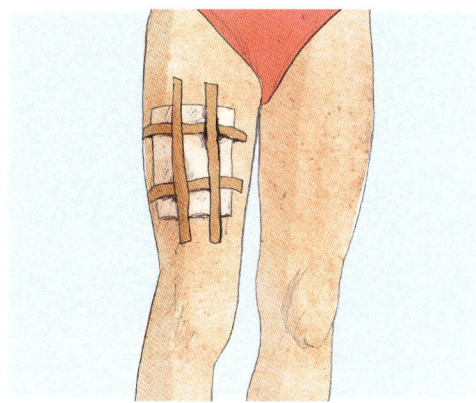

Bei oberflächlichen Wunden reicht es oft, die Verletzung nur mit einer sterilen Kompresse und Pflasterstreifen abzudecken.

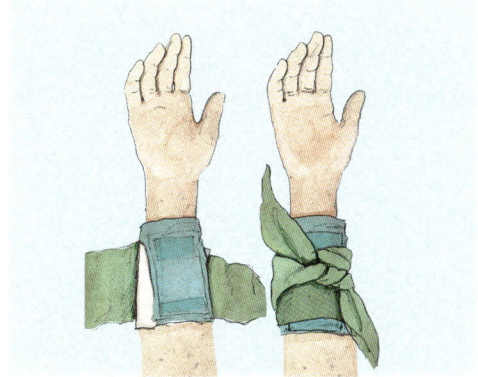

So legen Sie einen Druckverband an: Ein Verbandspäckchen auf die Blutung pressen und mit dem Dreiecktuch fixieren.

ßen. Diesen Beutel in einen größeren legen, der mit Eiswürfeln und Wasser gefüllt ist. Eis oder Wasser dürfen das Amputat nicht berühren!

Zeckenbiss

Zecken können schwere Krankheiten übertragen: Vor allem die Frühsommer-Meningoenzephalitis (FSME) und die Borreliose sind gefährlich. Oft bleibt ein Biss unbemerkt, weil der Speichel der Zecke eine betäubende Substanz enthält. Nach Waldspaziergängen und nach dem Spielen im Freien sollten Sie Ihr Kind nach Zecken absuchen und diese rasch entfernen.

Frühsommer-Meningo-enzephalitis (FSME)

FSME ist eine Erkrankung von Gehirn und Rückenmark und wird durch ein Virus verursacht. Sie tritt nur in bestimmten Gebieten auf, aber auch dort sind nur 0,1–5 Prozent der Zecken damit infiziert. Die Viren vermehren sich in den Speicheldrüsen der Zecken und werden beim Biss übertragen. Meist beginnt etwa 3 bis 28 Tage nach dem Biss eine grippeähnliche Erkrankung, die etwa eine Woche lang dauert. Nur bei circa 10 Prozent der Erkrankten folgt nach einer Woche eine zweite Krankheitsphase: Erneut mit hohem Fieber, schlechtem Allgemeinzustand und einer Entzündung von Gehirn und Rückenmark, die zu Lähmungen von Gesichts- und Blasenmuskulatur und von Armen und Beinen führen kann. Bei schweren Verläufen können diese Lähmungen bestehen bleiben. 1 bis 2 Prozent der Erkrankungen enden tödlich.

LEICHTER VERLAUF BEI KINDERN

Bei Kindern verläuft die Erkrankung jedoch in der Regel leicht und ohne schwere Komplikationen. Es gibt keine spezielle Therapie gegen das FSME-Virus. Die vorbeugende Impfung gegen FSME wird für Personen empfohlen, die sich regelmäßig in Risikogebieten aufhalten. Wegen der meist leichten Krankheitsverläufe im Kindesalter sollte die Entscheidung zur Impfung im Kleinkindalter individuell getroffen werden. Wurde Ihr Kind in einem FSME-Gebiet von einer Zecke gebissen und ist nicht gegen FSME geimpft, kann es nicht durch eine nachträgliche Impfung geschützt werden. Es muss dann einige Wochen gut beobachtet werden. Über eine eventuell notwendige Behandlung entscheidet der Arzt.

Borreliose

Die Borreliose tritt wesentlich häufiger auf und kann von jeder Zecke übertragen werden. Es gibt derzeit keinen wirksamen Impfstoff dagegen. Die Erkrankung ist aber bei rechtzeitiger richtiger Behandlung mit Antibiotika vollständig heilbar. Die Bakterien halten sich im Darm der Zecke auf und werden wohl erst einige Stunden nach dem Biss übertragen, daher sollten Zecken immer frühzeitig entfernt werden.

CHARAKTERISTISCHE RÖTUNG

Bei etwa der Hälfte der Erkrankten zeigt sich nach etwa fünf Tagen eine ringförmige Rötung um den Einstich, die auch am Körper wandern kann. Wird die Borreliose in diesem Stadium nicht erkannt und behandelt, können sich die Erreger im ganzen Körper ausbreiten. Es kommt dann zu auffälliger Müdigkeit, Fieber, Nerven- und Gelenkschmerzen und unter Umständen zu schubweise auftretenden Lähmungen.

Nach Zeckenbiss zum Arzt

Bringen Sie Ihr Kind zum Arzt, wenn Teile der Zecke zurückgeblieben sind oder es zu Reaktionen um die Bissstelle kommt. Treten

Mit einer speziellen Zeckenzange aus der Apotheke können Sie die Zecke meist vollständig entfernen.

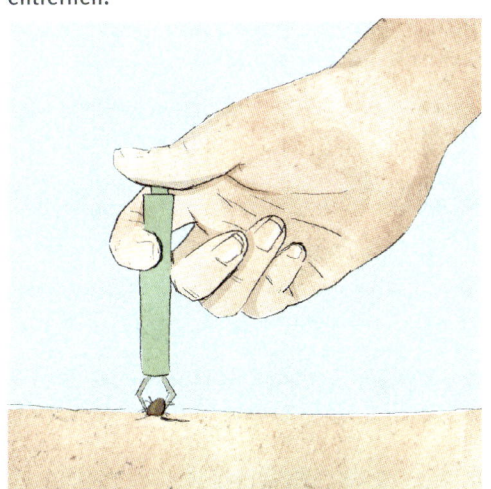

in den Wochen nach einem Zeckenbiss hochfieberhafte Erkrankungen auf, sollten Sie den Arzt über den Biss informieren.

WICHTIG

ZECKENBISS BEHANDELN
Vorbeugung:
- Insektenabwehrmittel benutzen.
- Langärmelige und helle Kleidung tragen.
- Feste Schuhe, Kopfbedeckung
- Kleidung und Haut regelmäßig nach Zecken absuchen.

Maßnahmen:
Zecken richtig entfernen:
- Zecke mit Zeckenzange lockern.
- Zecke heraushebeln oder -drehen, ohne ihren Körper zusammenzupressen, oder Zeckenkarte unter Zecke schieben, damit entfernen.
- Keinen Kleber oder Öl verwenden.
- Bleibt ein Teil der Zecke zurück, sollte dieser möglichst von einem Arzt entfernt werden.

Unbedingt zum Arzt:
- Bei Zeckenbiss eines Ungeimpften in FSME-Endemiegebiet.
- Rötung um Bissstelle (Borreliose).
- Bei grippalem Infekt nach Zeckenbiss (innerhalb 2 bis 4 Wochen).
- Zecke nicht vollständig entfernt.

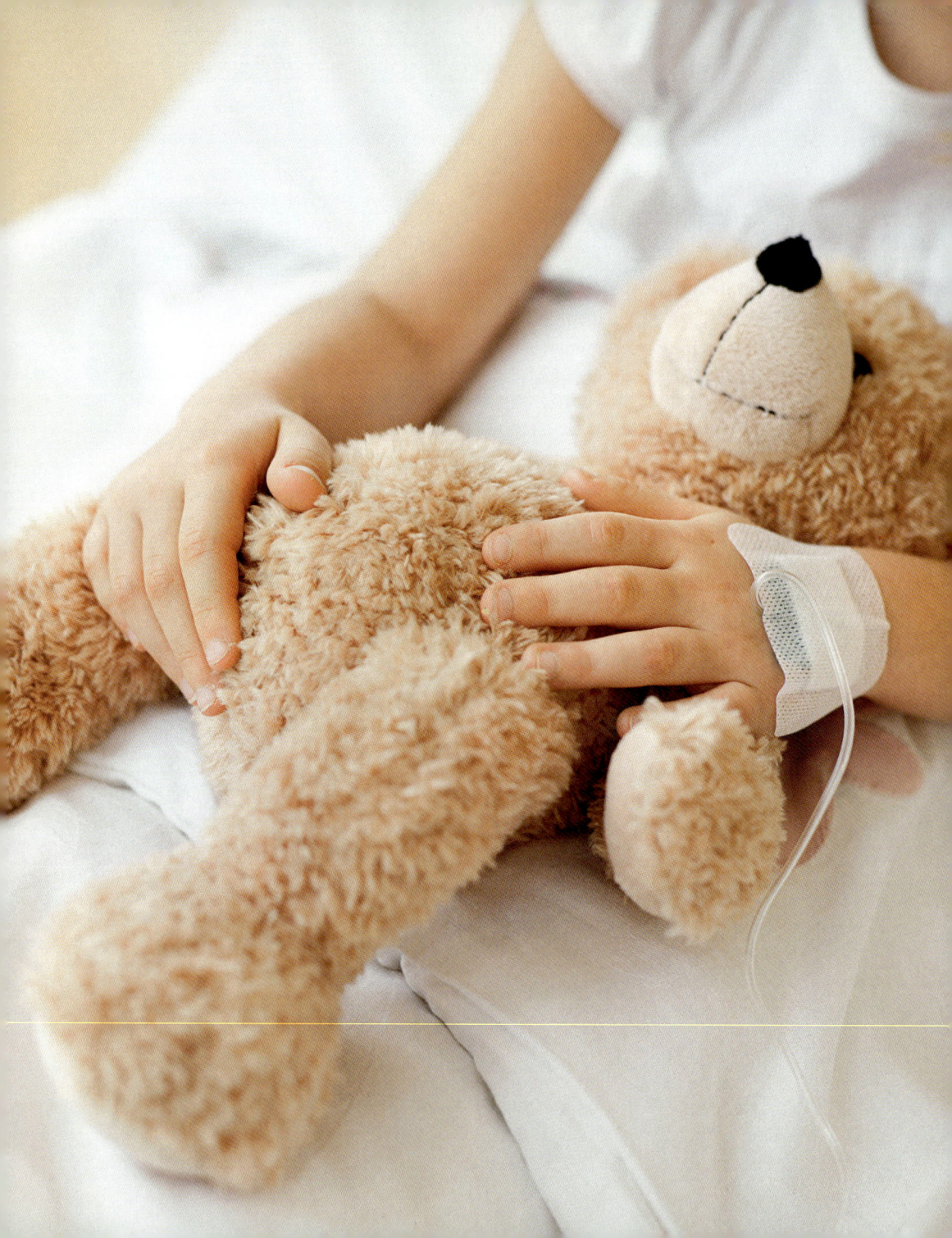

SOFORTMASSNAHMEN, DIE LEBEN RETTEN

GEWUSST WIE: WENN SIE IN EINEM AKUTEN NOTFALL SICHER, SCHNELL UND RICHTIG HANDELN, WEIL SIE DIE NÖTIGEN MASSNAHMEN BEHERRSCHEN, KÖNNEN SIE IHREM KIND VIELLEICHT DAS LEBEN RETTEN – ODER ES VOR SCHWEREN FOLGESCHÄDEN BEWAHREN.

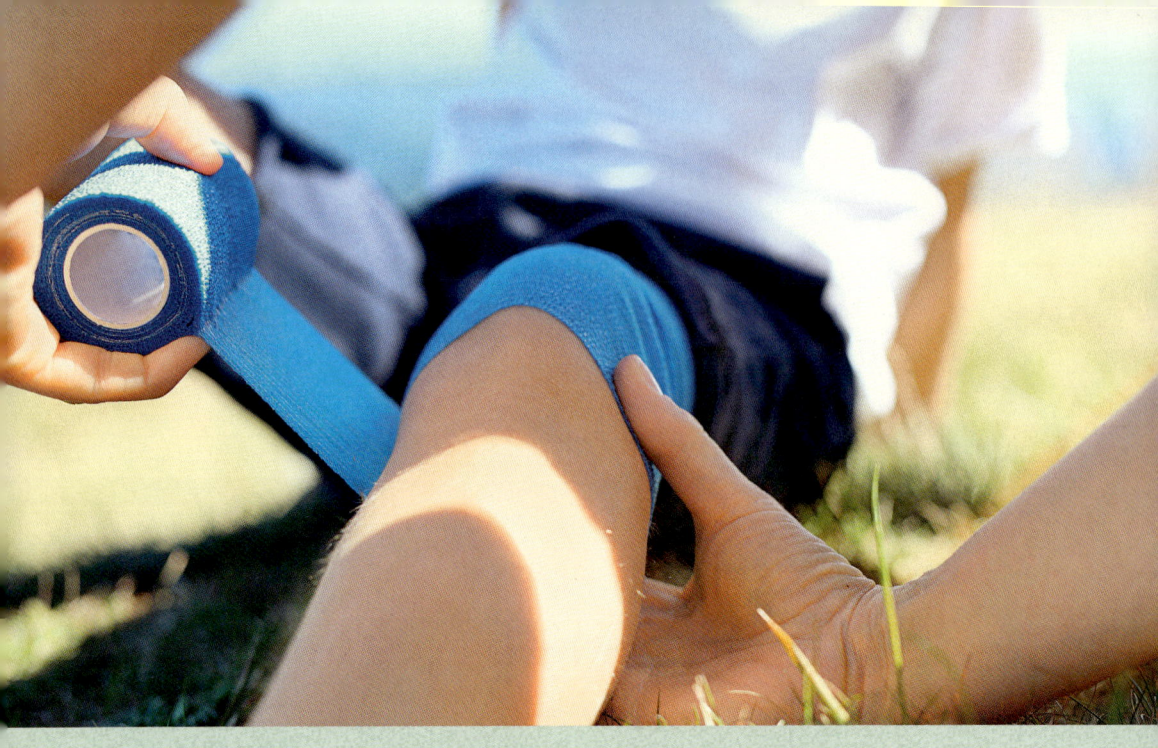

IM NOTFALL SCHNELL UND RICHTIG HANDELN

Die wichtigste Regel bei jedem Notfall lautet: Ruhe bewahren! Nur wenn Sie selbst die Nerven behalten, können Sie auch Ihr Kind beruhigen. Denn wenn Sie oder Ihr Kind in Panik geraten, erschwert das die Durchführung aller Hilfsmaßnahmen. In allen lebensbedrohlichen Notfallsituationen laufen Erste-Hilfe-Maßnahmen nach einem festen Schema ab, das Sie auch auf der hinteren Umschlagklappe wiederfinden. Nach diesem Schema ist auch das folgende Kapitel aufgebaut, in dem Sie alles Wichtige über die lebensrettenden Sofortmaßnahmen finden. Es liegt uns sehr am Herzen, darauf hinzuweisen, dass alle Eltern von kleinen Kindern unbedingt einen Erste-Hilfe-Kurs für Notfälle beim Kind absolviert haben sollten. Termine erfahren Sie über Ihre Rettungsorganisationen vor Ort. Dieses Buch kann und will einen solchen Kurs nicht ersetzen!

SO GEHEN SIE IM NOTFALL VOR

Achten Sie auf Sicherheit für Helfer und Kind!
Sprechen Sie das verletzte Kind an und berühren Sie es.

Das Kind ist ansprechbar

- Vorhandene Wunden versorgen
  (Verbände anlegen, Lagerungsmaß-
  nahmen durchführen)
- Schockvorbeugung (▸ siehe Seite 61)
- Notruf (112; wichtige Telefonnum-
  mern ▸ siehe Umschlagklappe hinten)

Das Kind ist nicht ansprechbar

- Rufen Sie um Hilfe! Notruf durch
  2. Helfer. Wenn Sie alleine sind,
  Notruf nach 1 Minute Herz-Lungen-Wiederbelebung.
- Drehen Sie das Kind vorsichtig auf
  den Rücken, machen Sie die Atemwege frei und überprüfen Sie die
  Atmung ▸ siehe Seite 87.

Das Kind atmet

- Stabile Seitenlage ▸ siehe Seite 85
- Ständige Kontrolle der Atmung
  ▸ siehe Seite 88
- Notruf (112; wichtige Telefonnummern ▸ siehe Umschlagklappe hinten)

Das Kind atmet nicht

- Geben Sie 5 initiale Beatmungen
  ▸ siehe Seite 88.
- Beurteilen Sie den Zustand des
  Kindes, indem Sie auf Lebenszei-
  chen achten: Spontanbewegungen,
  Husten, normale Atmung.

Es sind keine Lebens-
zeichen vorhanden

- Beginnen Sie mit der Herz-Lungen-Wiederbelebung im Verhältnis 30 Brustkorb-
  kompressionen zu 2 Beatmungen, geübte Helfer im Verhältnis 15:2.
- Wenn noch nicht erfolgt: Notruf (112) nach 1 Minute Herz-Lungen-Wiederbelebung.

Richtig handeln bei Bewusstlosigkeit

Wenn ein Kind bewusstlos ist, ist es nicht mehr in der Lage, seine Umwelt wahrzunehmen und willkürliche, zielgerichtete Bewegungen auszuführen. Die Muskulatur ist meist schlaff, in seltenen Fällen kommt es zu Krämpfen. Es gibt unterschiedliche Grade der Bewusstlosigkeit: von einer leichten Bewusstlosigkeit (der Ohnmacht), bei der das Kind auf Schmerzreize noch gut reagiert, bis hin zur tiefen Bewusstlosigkeit, in der schließlich die lebenserhaltenden Körperfunktionen wie Atmung und Kreislauf ausfallen. Tiefe und Dauer der Bewusstlosigkeit hängen von der auslösenden Ursache ab.

Mögliche Risiken

Je tiefer ein Kind bewusstlos ist, umso größer wird die Gefahr, dass seine Atmung plötzlich aussetzt und automatische körperliche Schutzreflexe ausfallen.

Die wichtigsten dieser Reflexe wirken dort, wo Atem- und Speisewege in unmittelbarer Nähe zueinander liegen, im Kehlkopfbereich. Die Reflexe verhindern normalerweise, dass Nahrung und Erbrochenes eingeatmet werden. Besteht diese Gefahr, wird als schützende Reaktion Husten oder ein Kehlkopfkrampf ausgelöst.

Ursachen für Bewusstlosigkeit

Sobald das Gehirn nicht mehr ausreichend mit Sauerstoff versorgt wird, reagiert es mit einem Funktionsausfall. Eine Ohnmacht ist eine solche Funktionsstörung: Sie wird ausgelöst, wenn das Gehirn nicht mehr ausreichend durchblutet wird, etwa nach zu langem Stehen, Schmerz oder Schreck.

Auch durch Atemstörungen oder Störungen der Gehirnfunktion (zum Beispiel aufgrund von Kopfverletzungen, zu viel Sonne, Vergiftungen oder Unterzucker) kann es zu einem Bewusstseinsverlust kommen.

Bei Kindern kann auch extremer Flüssigkeitsmangel nach Durchfall, bei Hitze, Fieber, Verbrennungen oder anderen Verletzungen zur Bewusstlosigkeit führen.

WICHTIG

URSACHEN FÜR BEWUSSTLOSIGKEIT

- Körperliche Erkrankungen (zum Beispiel Anfallsleiden, Gehirn- oder Hirnhautentzündung, Fieber oder Stoffwechselerkrankungen wie Diabetes)
- Schädigung von außen (wie Vergiftung, Sonnenstich, Hitzschlag, Kopfverletzung)
- Sauerstoffmangel im Gehirn (beispielsweise durch Atemstörungen, Gasvergiftung oder Durchblutungsstörung des Gehirns)

WICHTIG

BEWUSSTLOSIGKEIT ERKENNEN UND RICHTIG HANDELN

Symptome:
- Das Kind reagiert nicht oder nicht angemessen auf Ansprache, Berührung oder Schmerz

Maßnahmen:
- Rufen Sie laut um Hilfe! Sind Sie zu zweit, macht einer sofort den Notruf, der andere bleibt beim Kind.
- Überprüfen Sie, ob das Kind noch atmet ▸ **siehe Seite 86.**

Wenn das Kind noch atmet:
- Bringen Sie das Kind in stabile Seitenlage, machen Sie den Notruf (112).
- Überwachen Sie Atmung und Kreislauf.

Wenn das Kind nicht mehr atmet:
- Bringen Sie das Kind in Rückenlage.
- Beginnen Sie mit der Herz-Lungen-Wiederbelebung ▸ **siehe Seite 89.**
- Sind Sie allein, machen Sie nach 1 Minute Wiederbelebung den Notruf (112).

Bewusstlosigkeit erkennen

Ein Kind, das auf Ansprache, Berührung und Schmerzreize entweder gar nicht oder nicht angemessen reagiert, muss als bewusstlos oder bewusstseinsgetrübt bezeichnet werden.

Richtig handeln

Die folgenden Maßnahmen müssen sofort eingeleitet werden, wenn ein Kind bewusstlos wird. Die Ursache für die Bewusstlosigkeit spielt dabei keine Rolle:
- Rufen Sie sofort um Hilfe, wenn Sie sehen, dass das verletzte oder erkrankte Kind nicht reagiert.
- Wenn zwei oder mehrere Helfer am Notfallort sind, muss der Notruf umgehend erfolgen.

- Sind Sie mit dem verletzten Kind allein, müssen Sie zuerst eine Minute lang die lebensrettenden Sofortmaßnahmen durchführen, bevor Sie den Notruf machen. Oft kann man dabei improvisieren: So können Sie ein Baby oder Kleinkind meist mit zum Telefon nehmen und während des Notrufs die Wiederbelebungsmaßnahmen mit Unterbrechungen fortführen.
- Kontrollieren Sie zunächst, ob die Atemwege des Kindes frei sind. Ist das nicht der Fall, entfernen Sie vorsichtig eventuell vorhandene Fremdkörper oder Erbrochenes ▸ **siehe Seite 87.**
- Überprüfen Sie die Atmung: Wenn das Kind nicht atmet, beginnen Sie unverzüglich mit der Herz-Lungen-Wiederbelebung ▸ **siehe Seite 86.**

- Ist die Atmung des Kindes stabil, sollten Sie es so hinlegen, dass seine Atemwege freigehalten werden und Erbrochenes gut abfließen kann.
- Am günstigsten hierfür ist die stabile Seitenlage ▸ **siehe Abbildung Seite 85 unten.**
- Problematisch wird es, wenn Sie zusätzliche Verletzungen (Brüche, Wirbelsäulenverletzung) vermuten. Dann müssen Sie eventuell improvisieren.

Folgende Aspekte sollten Sie jedoch unbedingt berücksichtigen:
- Die Atemwege durch vorsichtiges Überstrecken und seitliches Drehen des Kopfes freihalten.
- Der Mund sollte tiefster Punkt des Körpers sein.
- Das Kind liegt stabil und sicher.

- Es soll auf der Seite liegen (Babys in Bauchlage).

EIN BEWUSSTLOSES BABY LAGERN
- Ein bewussloses Baby mit gut funktionierender Atmung bringen Sie am besten in Bauchlage ▸ **siehe Abbildung Seite 85 oben,** da eine stabile Seitenlage meist nicht durchführbar ist.
- Der Kopf muss zur Seite gedreht und leicht nach hinten geneigt sein, der Mund ist geöffnet.

STABILE SEITENLAGE BEIM BEWUSSTLOSEN KIND
- Für die stabile Seitenlage ▸ **siehe Abbildung Seite 85 unten** kniet der Helfer neben dem Kind, das auf dem Rücken liegt.

WICHTIG

BEWUSSTLOSE KINDER STABIL LAGERN

Säugling:
- Das Baby in Bauchlage bringen.
- Den Kopf zur Seite drehen und leicht nach hinten neigen, den Mund öffnen.

Älteres Kind:
- Das Kind auf dem Rücken lagern, der Helfer kniet davor.
- Den dem Helfer zugewandten Arm angewinkelt nach oben legen.
- Den fernen Arm vor der Brust kreuzen,

die Handoberfläche an die Wange des Patienten legen.
- Das Bein der fernen Seite durch Greifen am Oberschenkel beugen.
- Das Kind an Bein und Schulter zum Helfer in die Seitenlage ziehen.
- Den Kopf behutsam überstrecken.
- Den Mund leicht öffnen.
- Mit Decke zudecken, um Wärme zu erhalten.

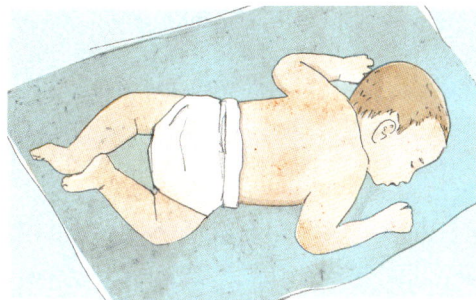

Säuglinge werden auf dem Bauch gelagert. Das Köpfchen ist seitlich gedreht und leicht nach hinten geneigt.

- Der Arm, der dem Helfer zugewandt ist, wird angewinkelt vor den Körper nach oben gelegt, die Handfläche zeigt nach oben.
- Der Arm der Gegenseite wird vor der Brust gekreuzt und die Handoberseite an die Wange des Patienten gelegt. Das ferne Bein wird dann am Oberschenkel gefasst und gebeugt.

- Dann fassen Sie das bewusstlose Kind vorsichtig an Schulter und Oberschenkel und ziehen es zu sich hin in die Seitenlage.
- Anschließend wird der Kopf vorsichtig überstreckt und der Mund zum Boden hin gedreht und leicht geöffnet.
- Lassen Sie das bewusstlose Kind, außer für den Notruf, nie allein und überprüfen Sie kontinuierlich Atmung und Kreislauf ▸ siehe Seite 86 und 89. Halten Sie das Kind mit einer Decke warm.

Schnelle Hilfe bei Atem-Kreis-lauf-Stillstand

Zu einem Atem-Kreislauf-Stillstand kann es nur kommen, wenn ein Kind bewusstlos ist: Entweder fällt die Atmung aus, weil das Kind in eine tiefe Bewusstlosigkeit gefallen ist, oder die Atemstörung löst die Bewusstlosigkeit aus. Oft wird ein Atemstillstand ausgelöst, weil die oberen Luftwege verlegt

In der stabilen Seitenlage ist der Kopf leicht nach hinten überstreckt und der Mund etwas geöffnet, damit die Atemwege frei bleiben. Eine Decke schützt vor dem Auskühlen.

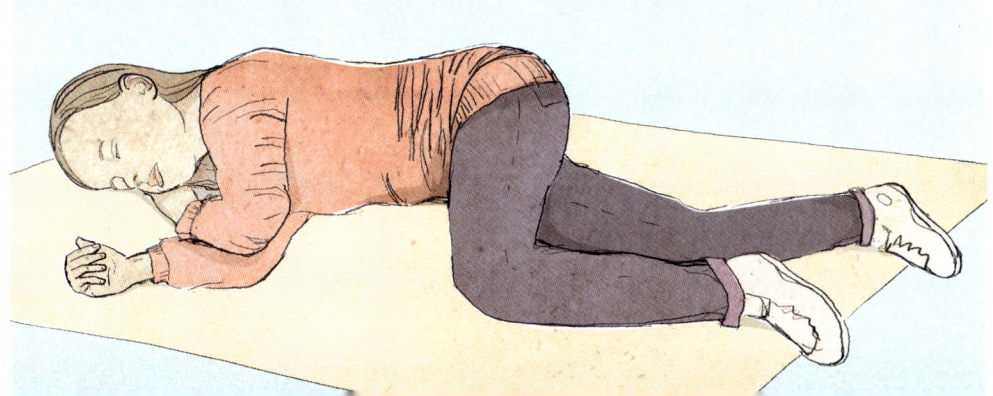

werden, zum Beispiel, wenn die Zunge des bewusstlosen Kindes zurückfällt oder sich ein Fremdkörper oder Erbrochenes im Rachenbereich befindet.

Nur selten ist ein Atem-Kreislauf-Stillstand beim Kind durch eine Herzschädigung verursacht, ganz im Gegensatz zum Erwachsenen, wo Störungen des Herzens wie Herzinfarkt oder Herzversagen die Hauptursache dafür sind. Beim Kind ist ein Atem-Kreislauf-Stillstand meist die Folge eines Sauerstoffmangels – Sie müssen deshalb (wenn Sie mit dem verletzten Kind allein sind, noch vor einem Notruf) unbedingt sofort mit den Wiederbelebungsmaßnahmen beginnen, um diesen lebensgefährlichen Sauerstoffmangel so schnell wie nur möglich zu beseitigen.

Mögliche Ursachen

Am häufigsten treten Wiederbelebungssituationen beim Kind nach schweren Unfällen oder Ertrinken auf.

Auch Erstickungsanfälle, etwa wenn Fremdkörper in die Atemwege geraten oder das Kind sich eine Plastiktüte über den Kopf zieht, sowie der Plötzliche Kindstod bei Säuglingen ▸ **siehe Seite 57** können ursächlich sein.

Atem-Kreislauf-Stillstand erkennen

Häufig lässt sich die Notwendigkeit einer Herz-Lungen-Wiederbelebung bereits aus der typischen Notfallsituation heraus erkennen (Unfall, akute Erkrankung mit schwerer Atemnot, Vergiftung oder Ertrinken). Reagiert ein Kind nicht mehr, wenn Sie es ansprechen oder anfassen, ist es bewusstlos. Atmet das bewusstlose Kind auch nicht mehr und sind sonst keine Lebenszeichen vorhanden, liegt ein Atem-Kreislauf-Stillstand vor. Bei der Durchführung der lebensrettenden Sofortmaßnahmen wird nur zwischen Säuglingen und Kindern über 1 Jahr unterschieden.

Richtig handeln: Herz-Lungen-Wiederbelebung

Beim Atem-Kreislauf-Stillstand funktioniert das Zusammenspiel zwischen Atmung und Blutkreislauf nicht mehr.

Zur Herz-Lungen-Wiederbelebung (Reanimation) gehört die Atemspende, mit der Sie dem Körper Sauerstoff zuführen. Gleichzeitig bewirken Sie mit der Herzmassage, dass der Kreislauf wieder aufgebaut wird, sodass Sauerstoff zu den Körperzellen weitertransportiert werden kann.

Die Herz-Lungen-Wiederbelebung ist nicht schwierig und läuft in allen Altersklassen nach dem gleichen Schema ab, es gibt jedoch einige wichtige Punkte zu beachten:

Wenn Sie feststellen, dass Ihr Kind nicht mehr atmet, sollten Sie umgehend mit der Herz-Lungen-Wiederbelebung beginnen. Legen Sie Ihr Kind dafür so hin, dass die Atmung auf keinen Fall noch weiter behindert werden kann.

Rufen Sie nach Hilfe. Ein zweiter Helfer kann sofort einen Notruf durchführen und Sie bei den Wiederbelebungsmaßnahmen unterstützen.

LAGERUNG BEIM BEATMEN

Legen Sie das Kind in Rückenlage auf eine harte Unterlage. Ist der Boden kalt, muss eine Decke untergelegt werden, damit das Kind nicht auskühlt. Seien Sie besonders vorsichtig, wenn Kopf, Hals oder Wirbelsäule verletzt sein könnten.

Stützen Sie in diesem Fall den Kopf des Kindes immer unter leichtem Zug, wenn Sie gezwungen sind, das Kind auf einen anderen Platz zu legen. Sie sollten den Kopf bei dieser Maßnahme keinesfalls drehen, abwinkeln oder beugen.

MUNDKONTROLLE, ATEMWEGE FREI-MACHEN UND FREIHALTEN

Schauen Sie zunächst in den Mund und den Rachen des Kindes und entfernen Sie sichtbare Fremdkörper, Blut oder Erbrochenes: Umwickeln Sie dafür Zeige- und Mittelfinger mit einem sauberen Stück Stoff, drehen Sie den Kopf des Kindes kurz zur Seite (nur wenn eine Verletzung der Halswirbelsäule ausgeschlossen werden kann) und wischen Sie seinen Mund aus. Eventuell können Sie zusätzlich mit dem Zeigefinger der anderen Hand von außen die Wange des Kindes zwischen seine Zahnreihen drücken, damit es nicht zubeißen kann.

Um die Atemwege freizumachen, überstrecken Sie den Kopf des Kindes vorsichtig nach hinten und heben sein Kinn leicht an: Dazu legen Sie die Finger der freien Hand (nicht den Daumen) unter den Unterkiefer und heben das Kinn des Kindes an. Achten Sie darauf, dass der Mund dabei nicht ganz geschlossen wird und die Weichteile am Kinn nicht eingedrückt werden.

Der Kehlkopf eines Säuglings liegt noch weiter oben als bei größeren Kindern, daher darf der Kopf für das Freimachen der Atemwege und die Beatmung nicht so weit nach hinten überstreckt werden. Da der Kopf in Rückenlage leicht nach vorne gebeugt ist, bringen Sie ihn durch ein leichtes Überstrecken in die Neutralposition.

WICHTIG

SYMPTOME EINES ATEMSTILL-STANDS

- Das Kind ist bewusstlos.
- Es sind keine Atembewegungen zu sehen.
- Es ist kein Atemgeräusch hörbar.
- Es ist keine Ausatemluft zu fühlen.
- Lippen und Schleimhäute werden zunehmend blass oder bläulich.

Achtung: Bei Säuglingen den Kopf nur leicht anheben, um das verletzte Kind zu beatmen.

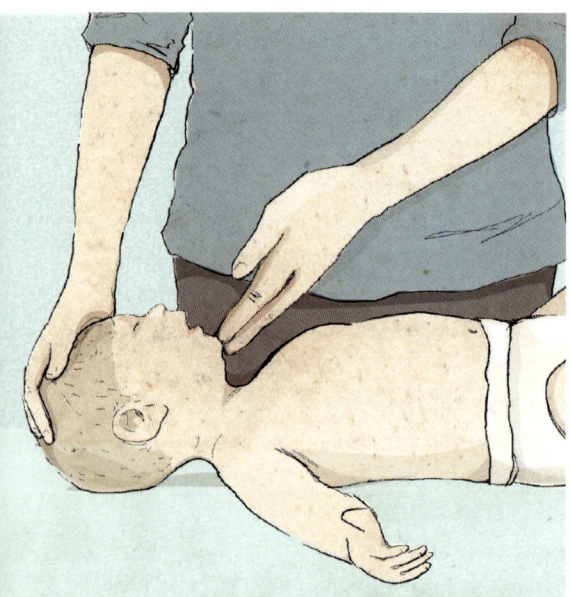

Bei Säuglingen den Kopf nur leicht anheben, um das verletzte Kind zu beatmen.

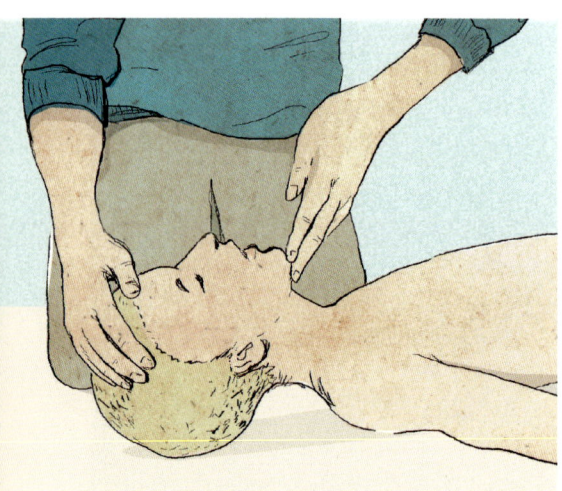

Überstrecken Sie den Kopf vorsichtig nach hinten, um mit der Atemspende zu beginnen.

ATEMKONTROLLE: SEHEN – HÖREN – FÜHLEN

- Beobachten Sie, ob sich Brustkorb und Bauch atemsynchron bewegen – so bekommen Sie einen Hinweis auf Funktion und Tiefe der Atmung.
- Sind Atemgeräusche an Nase oder Mund des Kindes zu hören?
- Halten Sie Ihre Wange vor Mund und Nase des bewusstlosen Kindes. Sind die Atemzüge des Kindes ausreichend tief, können Sie sie jetzt gut spüren.
- Wichtig: Die Eigenatmung ist nur ausreichend, wenn Sie einen deutlichen Atemstrom spüren. Ist das nicht der Fall, müssen Sie das Kind umgehend beatmen!

ATEMSPENDE

- Halten Sie den Kopf des Kindes in der gleichen Position wie zum Freimachen der Atemwege.
- Holen Sie Luft und legen Sie dann Ihren Mund dicht schließend auf Mund oder Nase des bewusstlosen Kindes. Bei Säuglingen legen Sie Ihren Mund über Mund und Nase des Babys, so können Sie die winzigen Atemwege des Kindes besser dichthalten.
- Bei Mund-zu-Mund-Beatmung müssen Sie die Nase des Kindes mit den Fingern oder der Wange verschließen, bei Mund-zu-Nase-Beatmung pressen Sie den Mund des Kindes zu, damit die eingeblasene Luft nicht wieder entweichen kann.

SO BEATMEN SIE DAS KIND

- Beatmen Sie das Kind mit 5 langsamen Atemzügen (jeweils etwa 1 Sekunde lang).
- Beatmen Sie mit gleichmäßigen, ruhigen Atemzügen. Durch stoßweise Beatmung kann die Luft in den Magen gelangen. Durch eine Magenüberblähung kann sich dann das Zwerchfell nicht mehr ausreichend bewegen.
- Sie haben die richtige Menge Luft eingeblasen, wenn sich der Brustkorb des Kindes unter der Beatmung hebt und auch wieder senkt (wichtig!). Atmen Sie nach jeder Beatmung selbst einmal aus und ein.

PROBLEME BEIM BEATMEN

- Lässt sich die Luft nicht problemlos einblasen und hebt sich der Brustkorb auch nach wiederholtem Versuch der Atemspende nicht, sind die Atemwege vermutlich verlegt, etwa weil das Kind falsch liegt ▸ siehe Seite 85 oder die Luftwege durch einen Fremdkörper verschlossen sind ▸ siehe Seite 29. Überprüfen Sie in diesem Fall

WICHTIG

MASSNAHMEN BEI ATEMSTILLSTAND

- Das Kind in Rückenlage auf eine harte Unterlage legen. (Vorsicht: Auskühlung vermeiden!)

Atemwege freimachen und freihalten:

- Mundkontrolle: vorhandene Fremdkörper oder Erbrochenes entfernen.
- Kopfposition beim Säugling: Neutralposition ▸ siehe Abbildung Seite 88.
- Kopfposition beim älteren Kind: Kopf leicht nach hinten überstrecken, wenn nötig, Kinn leicht anheben.

Atemkontrolle:

- Halten Sie Wange, Ohr oder Hand vor Mund und Nase des Kindes: Atemzüge müssen deutlich zu spüren und zu hören sein.

Wenn Sie Atemzüge wahrnehmen:

- Stabile Seitenlage ▸ siehe Seite 84, Notruf, Atmung und Kreislauf überwachen ▸ siehe Seite 88.

Bei nicht vorhandener Atmung:

- 5 Beatmungen ▸ siehe Seite 88 durchführen, dann feststellen, ob Lebenszeichen vorhanden sind.

Danach bei vorhandener Atmung:

- Stabile Seitenlage ▸ siehe Seite 84, Notruf, Atmung und Kreislauf überwachen.

Keine Atmung oder andere Lebenszeichen vorhanden:

- Nach 1 Minute Herz-Lungen-Wiederbelebung, Notruf (112) machen, dann mit der Wiederbelebung fortfahren.

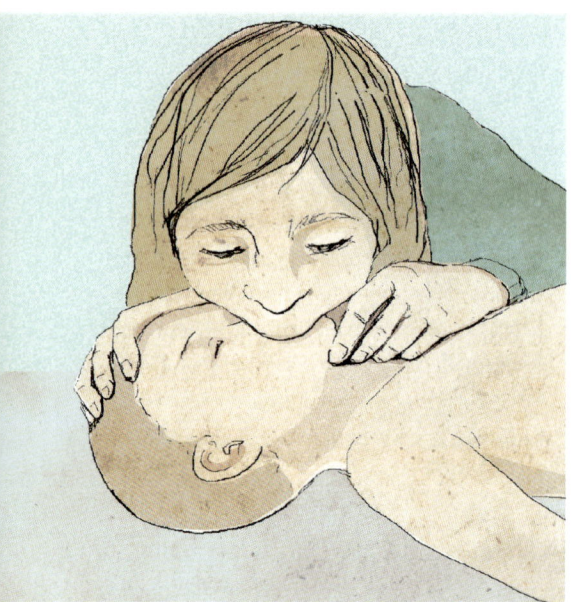

Säuglinge beatmen Sie so, dass Ihr Mund über Mund und Nase des Kindes liegt.

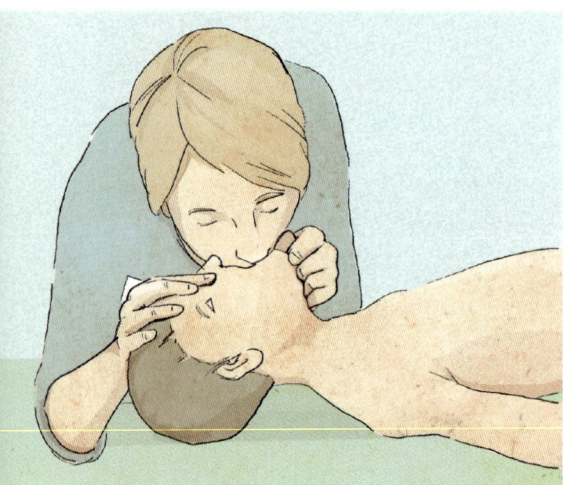

Achten Sie darauf, dass bei der Atemspende die Nase des Kindes verschlossen wird.

den Mundraum des Kindes erneut. Lagern Sie seinen Kopf noch einmal richtig und ergreifen Sie die entsprechenden Maßnahmen, um die verlegten Atemwege freizumachen. Ist eine Beatmung nicht möglich, so führen Sie nur die Herz-Druckmassage durch (siehe unten).

- Nach 5 Beatmungen überprüfen Sie, ob Lebenszeichen vorhanden sind (Atmung, Husten, Spontanbewegungen).
- Wenn das Kind atmet, bringen Sie es in die stabile Seitenlage ▸ siehe Seite 84, machen den Notruf und überwachen ständig Atmung und Kreislauf.
- Keine Lebenszeichen: Herz-Lungen-Wiederbelebung

Herz-Lungen-Wiederbelebung beim Säugling

DRUCKPUNKT

- Der Druckpunkt für die Herzmassage ist die untere Brustbeinhälfte.
- Das weitere Vorgehen hängt davon ab, ob Sie mit dem Kind allein sind oder ob mehrere Helfer anwesend sind.
- Die Herzmassage beim Baby wird mit zwei Fingern durchgeführt.

EINHELFERMETHODE

- Als Helfer befinden Sie sich seitlich vom Kind. Eine Hand legen Sie in den Nacken des Kindes und bringen so seinen Kopf in die Neutralposition ▸ siehe Seite 86.

Zwei Finger der anderen Hand liegen auf dem Brustkorb. Sie stabilisieren so den Kopf, während Sie das Kind beatmen, und führen im Anschluss an die Beatmung mit den zwei Fingern die Herzmassage durch.

ZWEIHELFERMETHODE

● Ein Helfer befindet sich seitlich vom Kopf und führt die Beatmung durch, der zweite Helfer steht am Fußende des Patienten und umfasst den Brustkorb mit beiden Händen. Die Herzmassage erfolgt durch Druck mit beiden Daumen, die flach nebeneinander auf dem unteren Brustbein liegen. Zweihelfermethode: Einer beatmet das Kind, der andere führt mit beiden Daumen die Herzmassage durch.

TECHNIK DER MASSAGE

● Das Brustbein wird am Druckpunkt ▶ **siehe Seite 90** mit zwei Fingern etwa ⅓ – ½ des Brustkorbdurchmessers eingedrückt. Das sollte ungefähr 100- bis 120-mal in der Minute geschehen, um einen ausreichenden Kreislauf aufzubauen.
● Nach jeder Kompression entlasten Sie wieder vollständig, damit das Brustbein in seine normale Lage zurückkehrt. Die Finger bleiben jedoch dabei auf dem Druckpunkt liegen, damit Sie ihn nicht jedes Mal aufs Neue suchen müssen. Druck- und Entlastungsdauer sollten ungefähr gleich lang sein.

HERZMASSAGE UND BEATMUNG

30-mal Herzmassage, 2-mal beatmen

● Bei der Herz-Lungen-Wiederbelebung werden Herzmassage und Beatmung im Wechsel durchgeführt. Dabei werden 5 initiale Beatmungen von 30 Herzmassagen gefolgt, sofern nach den Beatmungen keine Lebenszeichen festgestellt werden. Es folgen dann wieder 2 Beatmungen und 30 Herzmassagen. Mit dem Verhältnis 30:2 werden dann die Wiederbelebungsmaßnahmen fortgeführt.
● Sind Sie in der Herz-Lungen-Wiederbelebung geübt und die Wechsel zwischen Herzmassage und Beatmung erfolgen ohne großen Zeitverlust, so kann auch mit einem Verhältnis 15:2 reanimiert werden.

Herz-Lungen-Wiederbelebung bei Kindern

DRUCKPUNKT

● Der Druckpunkt für die Herzmassage ist auch hier die untere Brustbeinhälfte, knapp oberhalb des Rippenbogens.

TECHNIK DER MASSAGE

Bei älteren Kindern führen Sie die Herzmassage mit einem Handballen aus.

● Legen Sie den Handballen einer Hand auf den Druckpunkt. Ihre Hand liegt richtig, wenn sich der untere Rand des Ballens ein bis zwei Fingerbreit über dem Rippenbogen befindet.

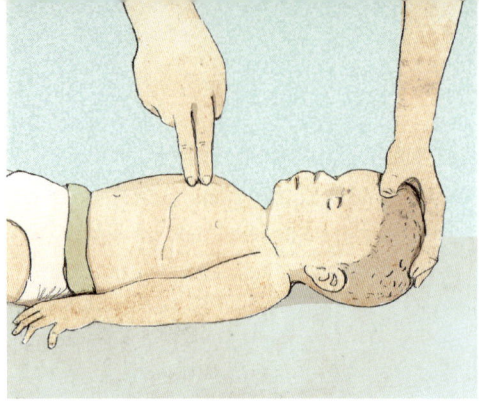

Die Herzdruckmassage beim Baby wird nur mit zwei Fingern durchgeführt.

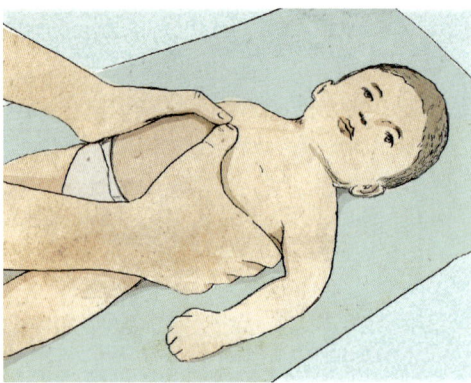

Bei der Zweihelfermethode wird die Herzmassage mit beiden Daumen ausgeführt.

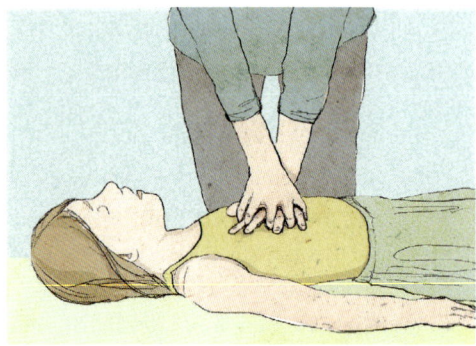

Bei Kindern über einem Jahr führen Sie die Herzmassage mit einem Handballen aus.

- Drücken Sie nun den Brustkorb mit den Handballen ungefähr 100-mal in der Minute etwa ⅓ bis ½ des Brustkorbdurchmessers (ca. 5 cm) tief gerade nach unten (siehe Abbildung). Dies gelingt am besten, wenn Sie seitlich vom Kind knien und mit gestreckten Armen senkrecht das Brustbein in Richtung Wirbelsäule eindrücken.
- Der Brustkorb muss nach jeder Kompression wieder vollständig entlastet werden. Lassen Sie die Hand aber auf dem Druckpunkt liegen, damit Sie ihn nicht jedes Mal aufs Neue suchen müssen. Auch hier sollten Druck- und Entlastungsphase gleich lang sein.

HERZMASSAGE UND BEATMUNG

- Führen Sie Herzmassage und Beatmung in einem Verhältnis von 30:2 durch (erfahrene Helfer 15:2).

Alle Schritte der »lebensrettenden Sofortmaßnahmen beim Kind« sind auf dem Ablaufschema (siehe Umschlagseite) übersichtlich zusammengefasst.

KONTROLLEN

Die Wiederbelebungsmaßnahmen sollten nicht unterbrochen werden, außer:

- das Kind zeigt Lebenszeichen, beginnt aufzuwachen, bewegt sich und atmet normal.
- professionelle Hilfe (Rettungsdienst/Notarzt) trifft ein und übernimmt die Wiederbelebung.

HERZ-KREISLAUF-STILLSTAND ERKENNEN UND RICHTIG HANDELN

ERKENNEN

- Das Kind ist bewusstlos ▸ **siehe Seite 82**
- Atemstillstand ▸ **siehe Seite 85**
- Keine Lebenszeichen vorhanden (Atmung, Husten, Spontanbewegungen)

HERZ-LUNGEN-WIEDERBELEBUNG DURCHFÜHREN

Maßnahmen wie bei Atemstillstand ▸ **siehe Seite 85**, dann:

	Säugling (< 1 Jahr)	(Kind > 1 Jahr)
Vorbeatmungen	5 x Kopf in Neutralposition	5 x Kopf überstreckt
Druckpunkt	untere Brustbeinhälfte	untere Brustbeinhälfte
Technik	mit 2 Fingern senkrecht nach unten drücken	mit Handballen senkrecht nach unten drücken
Drucktiefe	⅓ bis ½ Brustkorbdurchmesser (etwa 4 cm)	⅓ bis ½ Brustkorbdurchmesser (etwa 5 cm)
Frequenz Herzmassage/Minute	100 bis 120	100
Verhältnis Herzmassage/Beatmung	30:2	30:2 oder 15:2
Zweihelfertechnik	Brustkorbumfassende Herzmassage	gleich wie Einhelfertechnik

NACH 1 MINUTE WIEDERBELEBUNG DEN ZUSTAND DES KINDES ÜBERPRÜFEN:

- Keine Lebenszeichen vorhanden: Wiederbelebung fortführen
- Wenn noch nicht erfolgt: Notruf (112) machen

Sachregister

Die werden Sie auch lieben.

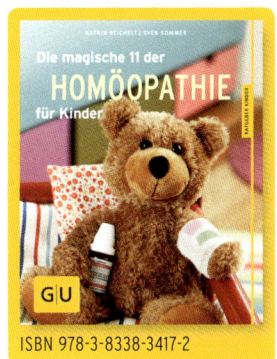

ISBN 978-3-8338-3417-2

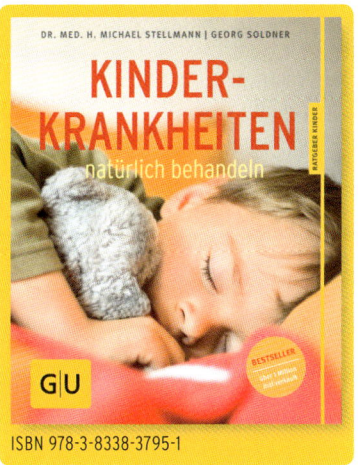

ISBN 978-3-8338-3795-1

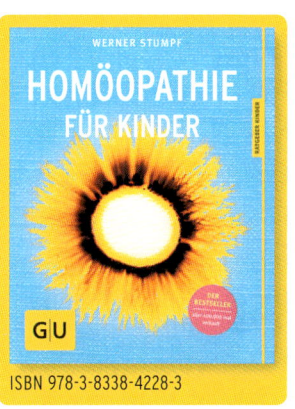

ISBN 978-3-8338-4228-3

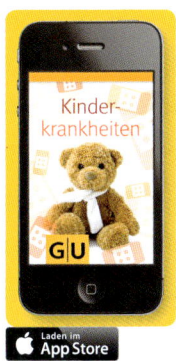

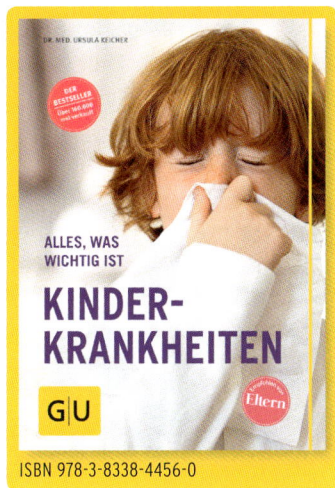

ISBN 978-3-8338-4456-0

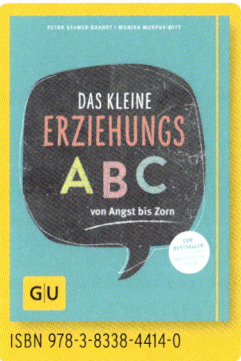

ISBN 978-3-8338-4414-0

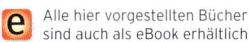 Alle hier vorgestellten Bücher sind auch als eBook erhältlich.

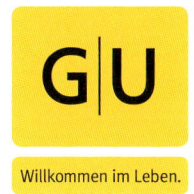

Impressum

© 2017 GRÄFE UND UNZER
VERLAG GmbH, München
Aktualisierte Neuausgabe von
»Erste Hilfe bei Kindern«,
GRÄFE UND UNZER
VERLAG GmbH, 2000,
ISBN 978-3-7742-4497-9
Alle Rechte vorbehalten. Nach-
druck, auch auszugsweise, so-
wie Verbreitung durch Bild,
Funk, Fernsehen und Internet,
durch fotomechanische Wieder-
gabe, Tonträger und Datenver-
arbeitungssysteme jeder Art
nur mit schriftlicher Genehmi-
gung des Verlages.

Projektleitung: Lea Steinhäuser
(Neuausgabe), Reinhard Brendli
(Erstausgabe)
Lektorat: Margarethe Brunner
Bildredaktion: Nadia Gasmi
Umschlaggestaltung: h3a Medi-
engestaltung und Produktion,
Andreas Grassinger, München
Layout: independent Medien-
Design, Horst Moser, München
Herstellung: Anna Bäumner
Satz: Christopher Hammond
Reproduktion: Repro Ludwig,
Zell am See
Druck und Bindung:
Schreckhase, Spangenberg

Printed in Germany

ISBN 978-3-8338-5863-5

1. Auflage 2017

Bildnachweis

Fotos: F1 Online: Titelbild; Foto-
lia: S. 5 oben, 6; Getty Images:
S. 24; GU-Archiv: Innenklappe
hinten links (Stefan Bachmann,
Wiesbaden); iStockphoto: S. 8,
80, Außenklappe hinten rechts;
plainpicture: S. 22, 78; Shutter-
stock: Außenklappe hinten
links; Westend61: S. 2, 3
Illustrationen: Claudia Lieb

Syndication:
www.seasons.agency

Wichtiger Hinweis

Die Gedanken, Methoden und
Anregungen in diesem Buch
stellen die Meinung bzw. Erfahrung der Verfasser dar. Sie wurden von den Autoren nach bes-
tem Wissen erstellt und mit
größtmöglicher Sorgfalt geprüft.
Sie bieten jedoch keinen Ersatz
für persönlichen kompetenten
medizinischen Rat. Jede Leserin,
jeder Leser ist für das eigene
Tun und Lassen auch weiterhin
selbst verantwortlich. Weder Autoren noch Verlag können für
eventuelle Nachteile oder Schäden, die aus den im Buch gege-
benen praktischen Hinweisen
resultieren, eine Haftung über-
nehmen.

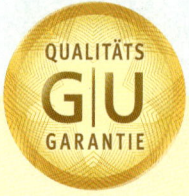

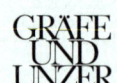

Liebe Leserin, lieber Leser,

haben wir Ihre Erwartungen erfüllt?
Sind Sie mit diesem Buch zufrie-
den? Haben Sie weitere Fragen zu
diesem Thema? Wir freuen uns auf
Ihre Rückmeldung, auf Lob, Kritik
und Anregungen, damit wir für Sie
immer besser werden können.

GRÄFE UND UNZER Verlag
Leserservice
Postfach 86 03 13
81630 München
E-Mail:
leserservice@graefe-und-unzer.de

Telefon: 00800 / 72 37 33 33*
Telefax: 00800 / 50 12 05 44*
Mo–Do: 9.00 – 17.00 Uhr
Fr: 9.00 – 16.00 Uhr
(gebührenfrei in D, A, CH)*

Ihr GRÄFE UND UNZER Verlag
Der erste Ratgeberverlag – seit 1722

Umwelthinweis

Dieses Buch wurde auf PEFC-zer-
tifiziertem Papier aus nachhalti-
ger Waldwirtschaft gedruckt.

Die GU-Homepage finden Sie
unter www.gu.de

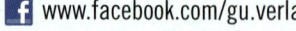

www.facebook.com/gu.verlag

GRÄFE UND UNZER

Ein Unternehmen der
GANSKE VERLAGSGRUPPE